Namrata Upadhayay
Nitesh Kumar
Arpita Shrivastav

Farmacocinética e segurança renal da amicacina em caprinos

Namrata Upadhayay
Nitesh Kumar
Arpita Shrivastav

Farmacocinética e segurança renal da amicacina em caprinos

Estudo cinético da amicacina

ScienciaScripts

Imprint

Any brand names and product names mentioned in this book are subject to trademark, brand or patent protection and are trademarks or registered trademarks of their respective holders. The use of brand names, product names, common names, trade names, product descriptions etc. even without a particular marking in this work is in no way to be construed to mean that such names may be regarded as unrestricted in respect of trademark and brand protection legislation and could thus be used by anyone.

Cover image: www.ingimage.com

This book is a translation from the original published under ISBN 978-620-7-99894-4.

Publisher:
Sciencia Scripts
is a trademark of
Dodo Books Indian Ocean Ltd. and OmniScriptum S.R.L publishing group

120 High Road, East Finchley, London, N2 9ED, United Kingdom
Str. Armeneasca 28/1, office 1, Chisinau MD-2012, Republic of Moldova, Europe
Printed at: see last page
ISBN: 978-620-8-09561-1

1. INTRODUÇÃO

Os aminoglicosídeos são um grupo de antibióticos utilizados desde a década de 1940 para tratar principalmente infecções bacterianas (Vakulenko e Mobashery, 2003). O mecanismo de resistência a estes antibióticos é a modificação enzimática por enzimas modificadoras dos aminoglicosídeos, como as acetil-transferases, as fosfor-transferases e as nucleotidil-transferases (Houghtonet *al.*, 2010). Para ultrapassar este problema, foram desenvolvidos novos aminoglicosídeos semi-sintéticos na década de 70 (Ristuccia e Cunha, 1985). O aminoglicosídeo semissintético mais utilizado é a amicacina, que é refractária à maioria das enzimas modificadoras de aminoglicosídeos. A amicacina foi sintetizada por acilação com o grupo amino C-1 da porção de desoxistreptamina da canamicina-A (Hanessian e Patil, 1978).

São também activos contra *estafilococos* e certas *micobactérias* (Leitzke *et al.*, 1998; Xiong *et al.*,1999). É necessária energia para a absorção da amicacina pela célula bacteriana e o transporte intracelular depende do oxigénio. Os anaeróbios têm menos energia disponível para esta absorção. Por conseguinte, os anaeróbios são resistentes à amicacina. Devido à sua propriedade de ser refractária à maioria das enzimas modificadoras dos aminoglicosídeos, tem sido utilizada com êxito no tratamento de outras infecções resistentes aos aminoglicosídeos (Shaw *et al.*, 1993; Garneau-Tsodikova e Labby, 2016). As propriedades antibacterianas da amicacina resultam da inibição da síntese proteica bacteriana através da ligação irreversível à subunidade 30S do ribossoma bacteriano (Montie e Patamasucow,1995).

A amicacina é administrada principalmente por via intravenosa, intramuscular e por nebulização (Malinin *et al.*, 2016; Yagi *et al.*, 2017). Outras vias de administração para infeções específicas são a intratecal ou a intraventricular (Tsimogianni *et al.*, 2017). A amicacina é utilizada isoladamente ou em combinação com outros antibióticos para tratar uma variedade de infecções graves causadas por bactérias gram-negativas aeróbias, bem como por micobactérias e Nocardia (Tammaet *al.*, 2012). Este antibiótico é também essencial no tratamento de infecções potencialmente fatais em recém-nascidos (Siddiqi *et al.*, 2009).

A amicacina é pouco absorvida pelo trato gastrointestinal (Marsot *et al.*, 2017). Após a administração parentérica, a amicacina é distribuída principalmente no fluido extracelular. (Pacifici e Marchini, 2017). Assim, a presença de estados de doença ou situações iatrogénicas que alterem o equilíbrio dos fluidos pode exigir modificações da dosagem (Tulkens, 1991). A penetração das membranas biológicas é fraca devido à estrutura polar do fármaco e as concentrações intracelulares são geralmente baixas, com exceção do túbulo renal proximal (Lortholary *et al.*, 1995), pelo que, após a administração parentérica de uma amicacina, são geralmente encontradas concentrações subterapêuticas no líquido cefalorraquidiano, no líquido vítreo, na próstata e no cérebro (Edson e Terrell, 1991).

Embora tenha sido bem sucedido no tratamento de infecções causadas por estirpes de bactérias multirresistentes (Siddiqi *et al.*, 2009). Ainda há controvérsias sobre a dosagem e a farmacocinética (Mahmood *et al.*, 2002; Hughes *et al.*, 2017). Uma vez que a amicacina apresenta os efeitos tóxicos comuns aos aminoglicosídeos, ou seja, ototoxicidade e nefrotoxicidade, o regime de dose para maximizar os resultados terapêuticos e minimizar as consequências adversas é de grande importância (Jenkins *et al.*, 2016).

Tendo em conta os factos acima referidos, o presente estudo foi planeado com os seguintes objectivos:

Objectivos

1. Estimativa das concentrações de amicacina no plasma e na urina em diferentes intervalos de tempo após administração   intravenosa   e intramuscular de   doses múltiplas, uma vez por dia.

2. determinação dos parâmetros cinéticos e do regime de dosagem da amicacina na primeira e na última dose após administração intravenosa e intramuscular   de doses múltiplas uma vez por dia.

3.   avaliar a segurança renal da amicacina após administração intravenosa e intramuscular de doses múltiplas, uma vez por dia, respetivamente, em caprinos.

2. REVISÃO DA LITERATURA

Os aminoglicosídeos são um grupo de antibióticos naturais e semi-sintéticos com amino-açúcares ligados a um anel de amino-ciclitol por ligação glicosídica. Os membros importantes do grupo incluem a estreptomicina, a neomicina, a canamicina, a gentamicina, a amicacina e a tobramicina (Bhat, 2012).

História

A estreptomicina foi o primeiro membro dos antibióticos aminoglicosídeos descoberto em 1944 por Waksman e colaboradores a partir de uma estirpe de *Streptomyces griseus*. A neomicina foi isolada de seguida em 1949, seguida da canamicina em 1957 e da gentamicina em 1963. A amicacina foi o primeiro aminoglicosídeo semi-sintético obtido por modificação química da canamicina (Kawaguchi *et al.*, 1972).

Fonte

Os aminoglicosídeos são obtidos por fermentação natural de várias espécies de *Streptomyces*, sendo alguns membros do grupo também obtidos a partir de *Actinomycetes/Micromonospora*. Os aminoglicosídeos derivados de *Streptomyces* têm o sufixo-micina, enquanto os obtidos de Micromonospora têm nomes terminados em micina (Yao e Moellering, 2007).

Química

Os aminoglicosídeos são constituídos por dois ou mais amino-açúcares unidos por ligações glicosídicas a um núcleo de hexose, ou amino-ciclitol é a 2-desoxi-estreptamina da família da canamicina, à qual pertence a amicacina. A amicacina é o primeiro aminoglicosídeo semi-sintético sintetizado por acetilação do grupo 1-amino do resíduo de 2-desoxi-estreptamina da canamicina-A com ácido 2-hidroxi-4-amino-butírico (Fig. 1). Trata-se de um pó cristalino branco solúvel em água, disponível sob a forma de sal de sulfato. A fórmula molecular do sulfato de amicacina é C_{22} H N O_{43513} , $2H_2$ SO_4 . Trata-se de sulfato de 0-3-amino-3-desoxi-alfa-D-glucopiranosil(1-4)-0-[6-amino-6-desoxi-alfa-D-glucopiranosil (1-6)]-N3-(4-amino-L-2-hidroxibutiril)-2-desoxi-L-estreptamina (Kawaguchi *et al.*, 1972).

Atividade antimicrobiana

Antibiótico bactericida amicacina. Mata as bactérias através de um mecanismo dependente da concentração, em vez de depender do tempo de exposição do organismo ao antibiótico. Também causa o efeito pós-antibiótico mais prolongado (PAE), no qual o crescimento do agente patogénico é inibido depois de a concentração sérica descer abaixo das concentrações inibitórias mínimas. É muito eficaz contra *Escherichia coli, Enterobacter, Klebsiella e Staphylococcus aureus.* Também é eficaz contra micobactérias e certas micobactérias atípicas (Gangadharam e Candler, 1977). A concentração plasmática terapêutica da amicacina para ação antibacteriana varia entre 1-4 $\mu g.ml^{-1}$ (Leroy *et al.*,1978).

Biodisponibilidade

A biodisponibilidade de um fármaco indica a taxa de absorção do fármaco, bem como a quantidade de absorção de um fármaco na sua forma farmacologicamente ativa. A extensão da absorção (F) é geralmente conhecida como biodisponibilidade e é calculada experimentalmente pelo rácio da área sob a curva de tempo de concentração plasmática após administração extravascular e administração (Baggot, 1977; Sams,1978).

Metabolismo bioquímico

A amicacina é capaz de produzir fosfoinositídeos, principalmente através da inibição de enzimas envolvidas no metabolismo dos fosfolípidos.

Farmacologia

Absorção: É rápida e bem absorvida pelas vias de administração intramuscular e subcutânea. São muito pouco absorvidos por via oral em animais adultos, incluindo bovinos, galinhas e suínos. Em vitelos muito jovens, esta absorção pode ser significativa (Brown e Riviere,1991).

Distribuição: Distribui-se principalmente no espaço extracelular e, com o tempo, acumula-se nos tecidos. A quantidade de antibiótico na maioria dos tecidos parece depender da dose total administrada ao longo do tempo e não do tamanho de cada dose individual. Não se distribui bem através das barreiras membranares e, por conseguinte, não se encontram em concentrações elevadas no tecido cerebral, no líquido cefalorraquidiano, no líquido ocular ou nas secreções respiratórias. (McClure e Rosin, 1998; Brown e Riviere,1991). Todos os aminoglicosídeos se concentram na perilinfa do ouvido interno. A lesão das células ciliadas pode resultar em surdez, podendo também ocorrer lesão do nervo vestibular. Outro local predominante de acumulação de fármacos é o córtex renal na maioria das espécies, incluindo gatos, bovinos, suínos e ovinos. Os tecidos proximais renais absorvem e acumulam ativamente aminoglicosídeos por pinocitose. Uma vez no interior das células tubulares, o fármaco pode causar disfunção nos lisossomas, nas mitocôndrias, nos fosfolípidos e enzimas da membrana plasmática das células dos túbulos proximais e na filtração glomerular (Brown e Riviere, 1991).

Ligação às proteínas plasmáticas: A ligação às proteínas plasmáticas (PPB) da amicacina em vitelos é de 6% a uma concentração de 5 a 150 μg / ml de soro (Saini e Srivastava, 1998).

Biotransformação: Em muitas espécies, são eliminados sob a forma do fármaco administrado, ou seja, não são biotransformados (Baggot *et al.*, 1985; Gronwall *et al.*, 1989).

Eliminação: São predominantemente excretados inalterados na urina após administração parentérica. Apenas uma pequena quantidade é excretada na bílis em algumas espécies, como o gado (Burrows *et al.*, 1987). Aproximadamente 75 a 100% da dose é eliminada inalterada na urina nas primeiras 8 a 24 horas em cães, vitelos, vacas, cavalos e ovelhas (Baggot *et al.*, 1985; Gronwall *et al.*, 1989).

Mecanismo de ação:

Estes antibióticos são bactericidas por natureza. Entram nas bactérias susceptíveis por transporte ativo dependente de oxigénio (tornando os anaeróbios impermeáveis a eles) e por difusão passiva. Uma vez que o antibiótico tenha conseguido acesso, liga-se irreversivelmente a uma proteína recetora na subunidade ribossómica 30S e bloqueia a formação de um complexo que inclui o ARNm, a metionina formil e o ARNt. Como resultado, o ARNt é traduzido incorretamente, produzindo uma proteína não funcional. Também perturba a síntese proteica através da rutura dos polissomas e pode impedir o início da replicação do ADN (Kotra *et al.*,2000).

Resistência:

O principal mecanismo de resistência contra estes aminoglicosídeos é causado pela inativação bacteriana por enzimas modificadoras de aminoglicosídeos intracelulares que são acetil-transferases, fosfotransferases e nucleotidil transferases (Shaw *et al.*,1993). Os aminoglicosídeos são frequentemente combinados com um fármaco beta-lactâmico no tratamento da infeção por *Staphylococcus aureus*. Esta combinação aumenta a atividade bactericida, ao passo que a monoterapia com aminoglicosídeos pode permitir a persistência de estafilococos resistentes durante a terapêutica e causar uma recaída clínica quando o antibiótico é descontinuado (Bhat, 2012).

Efeitos secundários/adversos:

As toxicidades dos aminoglicosídeos incluem nefrotoxicidade, ototoxicidade (vestibular e auditiva) e, raramente, bloqueio neuromuscular e reações de hipersensibilidade. A nefrotoxicidade dos aminoglicosídeos é variável: neomicina > framicetina = paramomicona > gentamicina > sisomicina = amicacina =kanamicina > tobramicina > netilmicina

A ototoxicidade é geralmente irreversível. Originalmente, acreditava-se que a ototoxicidade resultava de concentrações séricas de pico transitoriamente elevadas, resultando numa concentração elevada de fármaco no ouvido interno. Estudos experimentais demonstraram um aumento da acumulação de fármacos no órgão coclear de Corti com infusões contínuas de aminoglicosídeos (Tran *et al.*, 1988).

A nefrotoxicidade resulta da acumulação da cortical renal, resultando na degeneração e descamação das células tubulares. O exame do sedimento da urina pode revelar cilindros castanho-escuros, finos ou granulados, consistentes com necrose tubular aguda, mas não específicos da toxicidade renal dos aminoglicosídeos (Choudhury e Ahmed, 1997).

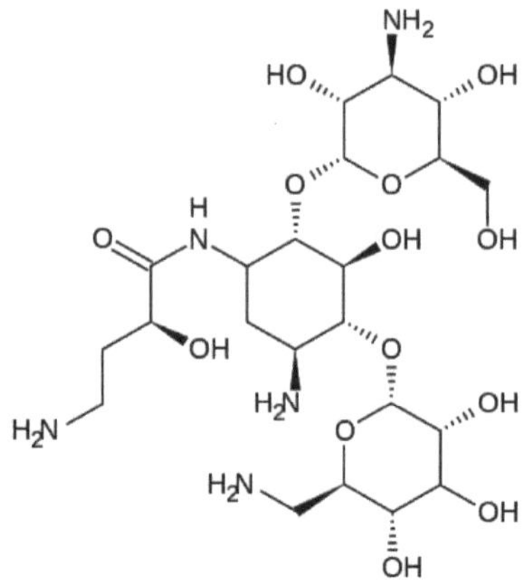

Fig 1: Estrutura química da amicacina

Farmacocinética e segurança renal da amicacina

GOAT

Uppal *et al.*, (1992) investigaram a farmacocinética do sulfato de amicacina em cabras após uma injeção única I/V de 10 mg/kg de peso corporal. As meias-vidas de distribuição e eliminação e os valores do volume aparente de distribuição foram de 15,7 min, 130,1 min e 0,40 L/kg, respetivamente. 6 horas após a administração do fármaco, 10,2 por cento encontrava-se nos compartimentos central e periférico e cerca de 90 por cento tinha sido eliminado. Para produzir uma concentração plasmática média de amicacina no estado estacionário dentro do intervalo terapêutico, recomenda-se uma dose de 10 mg de amicacina por kg, com um intervalo de 12 horas.

Uppal *et al.*, (1997) investigaram a farmacocinética do sulfato de amicacina após uma única administração intramuscular (I/M) ou subcutânea (S/C) (10 mg/kg de peso corporal). Os dados relativos à concentração plasmática versus tempo foram analisados utilizando a equação biexponencial para as fases de absorção e eliminação de primeira ordem, tanto para a via I/M como para a via S/C. Os valores de meia-vida de absorção para as vias I/M e S/C foram de 14,64 e 12,36 min, respetivamente. Os valores da meia-vida biológica da amicacina segundo as vias I/M e S/C foram de 84,46 e 93,96 min, respetivamente.

A farmacocinética da amicacina foi estudada em cinco cabras em lactação após administrações únicas intravenosas e intramusculares de 7,5 mg/kg de peso corporal. Após injeção intravenosa, a curva de concentração plasmática-tempo da amicacina foi caraterística de um modelo aberto de dois compartimentos com uma semi-vida de distribuição de 11,03 min e uma semi-vida de eliminação de 114,81 min. O tempo médio de permanência foi de 142,96 minutos e o volume do compartimento central foi de 0,061 por kg. Após injeção intramuscular, a amicacina foi rapidamente absorvida com uma semi-vida de absorção de 20,39 min. O pico de concentração plasmática foi de 34,48 microgramas /ml e foi atingido aos 62,15 minutos. Aboel-Sooud, (1999).

Agrawal *et al.,* (2001a) estudaram uma farmacocinética comparativa da amicacina (10 mg/kg de peso corporal I/M) através do método de ensaio microbiológico em cabras normais e cabras febris induzidas experimentalmente, tendo revelado que as concentrações plasmáticas do fármaco eram significativamente mais elevadas em condições febris na maioria dos intervalos de tempo. Vários parâmetros farmacocinéticos como t1/2, AUC, AUMC, MRT e Vdarea foram significativamente mais elevados, enquanto a depuração corporal total (Cl_B) foi significativamente mais baixa em cabras febris em comparação com cabras normais. O valor da semi-vida de absorção (t1/2 ka) diferiu de forma não significativa.

Agrawal *et al.,* (2001b) avaliaram a farmacocinética da amicacina em cabras e calcularam o regime de dosagem adequado para o tratamento de infecções sistémicas, do trato urinário e da glândula mamária por via intramuscular. Foi utilizado um método de ensaio microbiológico com *Bacillus subtilis* (ATCC 6633) para estimar a concentração do fármaco no plasma, no leite e na urina após uma única injeção I/M de amicacina (10 mg/kg de peso corporal). As meias-vidas de absorção e eliminação e os valores do volume aparente de distribuição foram de 3,99 min, 116,40 min e 0,39 L/kg, respetivamente. A concentração terapêutica no plasma e na urina foi mantida de 2,5 min a 6 h e 24 h, respetivamente. O fármaco não atingiu a sua concentração terapêutica no leite.

O efeito da febre na farmacocinética e no regime de dosagem da amicacina em caprinos. As concentrações plasmáticas de amicacina (10 mg/kg de peso corporal, I/V) foram estimadas em seis cabras afebril e febril através de um ensaio microbiológico. As concentrações de amicacina no plasma foram mais elevadas (p<0,05) entre 15 min e 1 h e entre 5 e 24 h. Parâmetros cinéticos como t1/2 β (p<0,001), T ≈ P (p<0,01) e Vdarea (p<0,01) foram mais elevados, ao passo que Cl_B (p<0,05) foi mais baixo em cabras febris do que em cabras afebris. Agrawal *et al.*, (2002).

Naseem *et al.*, (2011) relataram a farmacocinética em cinco cabras clinicamente saudáveis (n = 5), após injeção intravenosa em bolus de sulfato de amicacina à taxa de dose de 10 mg/kg bwt diariamente durante três dias consecutivos. As concentrações de amicacina no plasma e os parâmetros farmacocinéticos foram analisados utilizando a técnica de ensaio microbiológico e o modelo aberto não compartimental, respetivamente. O pico médio das concentrações plasmáticas (Média ± DP) de amicacina no tempo zero (Cp0) foi de 114,19 ± 20,78 e 128,67 ± 14,37 µg/mL, no 1º e 3º dia, respetivamente. A semi-vida de eliminação média (t1/2β) foi de 1,00 ± 0,28 h no dia 1 e 1,22 ± 0,29 h no dia 3. A média da área sob a curva de concentração-tempo (AUC0→∞) foi de 158,26 ± 60,10 e 159,70 ± 22,74 µg.h/mL, no 1º e 3º dia, respetivamente. A depuração corporal total (ClB) e o volume de distribuição no estado estacionário (Vdss) no 1º e 3º dia foram Cl_B = 0,07 ± 0,02 e 0,06 ± 0,01 L/h.kg e Vdss = 0,10 ± 0,03 e 0,11 ± 0,05 L/kg, respetivamente. Não foi observada qualquer diferença significativa na concentração plasmática do fármaco e nos parâmetros farmacocinéticos, respetivamente.

OVINOS

Carli *et al.*, (1990) investigaram a farmacocinética do sulfato de amicacina em vitelos e ovelhas. Cinco animais de cada espécie receberam 7,5 mg/kg de peso corporal por via intravenosa e intramuscular. Após a administração intravenosa, os parâmetros farmacocinéticos significativamente diferentes (P <0,01) entre vitelos (primeiro valor) e ovelhas (segundo valor) foram a concentração inicial (87,05, 146,6 microgramas/ml), o volume de distribuição aparente (350, 200 ml kg-1), a área sob a curva (5512, 11,018 min microgramas ml-1) e a depuração (1,5, 0,7 ml/min/ kg).

VACA

Saini e Srivastava, (1998) investigaram a cinética de disposição, a excreção urinária e o regime de dosagem da amicacina após uma administração intravenosa única de 10 mg/kg de peso corporal em seis vitelos bovinos cruzados. Ao fim de 1 minuto, a concentração de amicacina no plasma era de 116,9±3,16 µg/ml e a concentração terapêutica mínima manteve-se durante 8 h. A semi-vida de eliminação e o volume de distribuição foram de 3,09±0,27 h e 0,4±0,03 L/kg, respetivamente. A depuração corporal total (Cl_B) e a relação T/P foram 0,09±0,002 L/kg/h e 4,98±0,41, respetivamente. Aproximadamente 50% da dose total de amicacina foi recuperada na urina no prazo de 24 horas após a administração. A amicacina em concentrações que variam entre 5 e 150 µg/ml ligou-se às proteínas plasmáticas numa proporção de 6,32%±0,42%. Um regime de dosagem intravenosa satisfatório de amicacina em vitelos bovinos seria de 13 mg/kg seguido de 12 mg/kg com intervalos de 12 horas.

Sumano *et al.*, (2005) determinaram as variáveis farmacocinéticas da amicacina em vacas após a administração de sulfato de amicacina por via intravenosa (I/V) ou intramuscular (I/M) numa dose de 25 mg/kg de peso corporal por dia durante três dias. As concentrações de amicacina no momento zero e as concentrações séricas máximas foram de 240,80 µg/ml e 122,53 µg/ml, respetivamente. A semi-vida de eliminação permaneceu inalterada durante os três dias de administração ($t_{½ß}$ = 1,33 ± 0,029 h para a via IV e $t_{½ß}$ =2,75 ± 0,38 h para a via IM). Os volumes aparentes de distribuição sugerem uma distribuição limitada para fora do compartimento central (Vd_{AUC} = 0,154 ± 0,005 L/kg, Vd_c = 36,50 ± 2,35 L, Vd_{ss} =0,092 ± 0,004 L/kg).

BUFFALO

Parikshit *et al.*, (2013) investigaram o estudo farmacocinético da amicacina com interação de *W. somnifera* após administração única de 10 mg/kg de amicacina por via intravenosa e 500 mg/kg de *W. somnifera* por via oral em seis vitelos búfalos saudáveis não descritos. A estimativa da concentração de amicacina no plasma foi realizada através da técnica de ensaio microbiológico (técnica de difusão em gel de ágar) utilizando Escherichia coli (ATCC 25922) como organismo de teste. Após uma administração única de 10 mg/kg de amicacina por via intravenosa e 500 mg/kg de *W. somnifera* por via oral em seis vitelos búfalos saudáveis não descritos, a concentração plasmática de amicacina, 1 minuto após a administração combinada destes fármacos, foi de 17,05 ± 0,28 µg/ml. A concentração terapêutica efectiva de amicacina (≥ 1,0 µg/ml) foi mantida até 24 h com um valor médio de 1,86 ± 0,038 µg/ml. A semivida de distribuição média da fase 1 ($t1/2\ \alpha1$), da fase 2 ($t1/2\ \alpha2$) e a semivida de eliminação ($t1/2\ \beta$) foram calculadas como sendo 0,060 ± 0,004, 3,99 ± 0,27 e 6,15 ± 0,21 h, respetivamente, enquanto a depuração corporal total (ClB) variou entre 0,064 e 0,075 L/kg/h com uma média de 0,068 0,002 L/kg/h. Um regime de dosagem intravenosa satisfatório de amicacina em vitelos búfalos após administração combinada seria de 2,36 ± 0,095 mg/kg seguido de 1,75 ± 0,10 mg/kg com um intervalo de 12 h, o que apoia a excelente eficácia clínica da amicacina em vitelos búfalos.

BROILER

Cinética da disposição e disponibilidade sérica da amicacina em frangos de carne após administrações únicas intravenosas I/V e intramusculares I/M de 10 mg/kg de peso corporal. As concentrações do fármaco no soro foram medidas utilizando um ensaio microbiológico em amostras recolhidas a intervalos frequentes após a administração do fármaco. Após a injeção intravenosa, as curvas de concentração no soro foram melhor descritas por um modelo aberto de dois compartimentos. A semi-vida de eliminação ($t_{1/2\beta}$), o volume de distribuição no estado estacionário (Vdss) e a depuração corporal total (ClB) da amicacina foram de 4,48 h, 501,03 ml/kg e 0,08 L/h/kg, respetivamente. Após a injeção intramuscular de amicacina na mesma dose, as concentrações séricas máximas (Cmax) foram de 15,25 μg/ml e foram obtidas em 1,89 h (tmax), a semi-vida de eliminação ($t_{1/2\beta}$) foi de 5,23 h e a semi-vida de absorção ($t_{1/2ka}$) foi de 0,75 h. A biodisponibilidade sistémica foi de 95,20%. A amicacina foi detectada no fígado e nos rins durante 5 dias após uma única injeção I/M e o tempo de retirada foi de 6 dias. Aboubakr *et al.,(2017)*.

GATOS

Shille *et al.,* (1985) determinaram as concentrações séricas de amicacina em gatos adultos saudáveis (seis machos e seis fêmeas) após a administração de 5, 10 e 20 mg/kg de peso corporal de sulfato de amicacina, cada dose administrada por via subcutânea (S/C.), intramuscular (I/M e intravenosa (S/C) a cada um dos gatos, utilizando um esquema de tratamento repetido. Numa experiência subsequente, as seis fêmeas receberam 10 mg/kg (S/C) de amicacina e foram colhidas amostras de sangue, urina e parede uterina de espessura total aos 40 e 120 minutos após o tratamento. As concentrações séricas médias de amicacina atingiram o seu pico entre 30 e 45 minutos após a injeção I/M e entre 45 e 60 minutos após as injecções S/C. As curvas de concentração sérica de amicacina foram semelhantes independentemente da dose ou da via de administração, exceto no que diz respeito a um tempo de retenção ligeiramente mais longo após a dose de 20 mg/kg administrada I/M e S/C. Após a injeção S/C de 10 mg/kg, a concentração uterina média de amicacina duas horas após o tratamento foi de 4,1 ug/g; a concentração sérica média concomitante foi de 18,6 ug/ml.

CÃO

Baggot *et al.,* (1985) determinaram a cinética de eliminação após injeção I/V, I/M e S/C de doses únicas de amicacina (5, 10 e 20 mg/kg de peso corporal) em cada um de 4 cães. O padrão de excreção urinária e a quantidade cumulativa excretada inalterada em 24 horas também foram determinados. A amicacina tinha uma semi-vida curta (aproximadamente 1 hora) que era independente da dosagem. A injeção intravenosa de 10 mg/kg deu um volume aparente de distribuição de 226 ± 37 ml/kg e uma depuração corporal de 2,64 ± 0,24 ml/min.kg (média +/- DP, n = 4). No prazo de 6 horas, mais de 90% do antibiótico foi excretado na urina, independentemente da via de administração. Para isolados de espécies bacterianas comuns do trato urinário canino, foram determinadas in vitro as concentrações inibitórias mínimas de amicacina, gentamicina, tobramicina e canamicina. As percentagens cumulativas foram aproximadamente as mesmas para isolados urinários de Escherichia coli, Proteus mirabilis, Pseudomonas aeruginosa e estafilococos coagulase-positivos que eram susceptíveis (concentrações inibitórias mínimas inferiores ou iguais a 32 microgramas/ml) a concentrações crescentes de amicacina, gentamicina e tobramicina, in vitro. A Klebsiella pneumoniae foi significativamente mais suscetível à amicacina do que as outras bactérias avaliadas.

KuKanich e Coetzee,(2008) determinaram a farmacocinética da amicacina em cães Greyhound e Beagle após administração I/V e S/C. A amicacina foi administrada I/V a 10 mg/kg de peso corporal a seis galgos e seis beagles saudáveis. Os galgos também receberam amicacina, 10 mg/kg S/C bwt. O plasma foi recolhido em pontos de tempo pré-determinados e as concentrações de amicacina foram determinadas por um imunoensaio de polarização por fluorescência (FPIA). O volume de distribuição foi significativamente menor nos galgos (média = 176,5 ml/kg) em comparação com os beagles (234,0 ml/kg). A C(0) e a AUC foram significativamente maiores nos Galgos (86,03 microg/mL e 79,97 h x microg/mL) em comparação com os Beagles (69,97 mg/mL e 50,04 h x mg/mL). A depuração plasmática foi significativamente mais baixa nos Galgos (2,08 ml/min/kg) em comparação com os Beagles (3,33 ml/min/kg).

CAVALOS

Orsini *et al.,* (1985) estudaram a farmacocinética do sulfato de amicacina no cavalo após administração intravenosa (I/V) e intramuscular (I/M). Foram medidas as concentrações do fármaco no soro (Cs), no líquido sinovial (Csf) e no líquido peritoneal (Cpf). Foram administradas doses de 4,4, 6,6 e 11,0 mg/kg. As concentrações aos 15 minutos após a injeção i.v. foram de 30,3 ± 0,3, 61,2 ± 6,9 e 122,8 ± 7,4 (µg/ml, respetivamente, para as doses de 4,4, 6,6 e 11,0 mg/kg. Os valores médios do pico de Cs após as injecções intramusculares ocorreram 1,0 h após a injeção e foram de 13,3 ± 1,6, 23,0 ± 0,6 e 29,8 ± 3,2 µg/ml, respetivamente.

Pinto *et al.,* (2011) determinaram a farmacocinética da amicacina (10 mg/kg de peso corporal) no plasma, líquido sinovial, peritoneal e intersticial de cavalos adultos saudáveis (n=6) após uma dose intravenosa única. A média±S.D. dos parâmetros selecionados foi: concentração plasmática extrapolada de amicacina no tempo zero 144±21,8 µg/ml; concentração plasmática extrapolada para a fase de eliminação 67,8±7,44 µg/ml, área sob a curva 139±34.0 µg*h/ml, semivida de eliminação 1,34±0,408 h, depuração corporal total 1,25±0,281 ml/min/kg de peso corporal e tempo médio de residência (TMR) 1,81±0,561 h. Às 24 h, a concentração plasmática de amicacina em todos os cavalos era inferior à concentração mínima detetável para o ensaio.

3. MATERIAIS E MÉTODOS

Localização e local de trabalho

O estudo foi efectuado no Departamento de Farmacologia e Toxicologia Veterinárias, Fisiologia Veterinária, Microbiologia Veterinária e Exploração de Caprinos, Faculdade de Ciências Veterinárias e Administração, Rewa.

Animais de laboratório

A experiência foi efectuada em quatro cabras da raça Serohi, clinicamente saudáveis, com 1 a 2 anos de idade e 15 a 25 kg de peso corporal. Os animais experimentais foram mantidos na exploração de caprinos da Faculdade de Ciências Veterinárias e Criação de Animais de Rewa (M.P.) em condições de maneio uniformes durante 3 semanas, tendo sido desparasitados antes do início das experiências. Durante todo o período da experiência, os animais foram submetidos a exames clínicos regulares e alimentados com forragens secas e verdes, concentrados e pastagem de rotina durante, pelo menos, 4 a 5 horas por dia. Foi fornecida água potável limpa *ad libitum*. Todos os animais eram saudáveis na altura da experiência.

Medicamentos /Químicos /Reagentes

A amicacina foi necessária na presente investigação, tendo sido utilizada a amicacina - uma preparação comercial injetável contendo amicacina equivalente a 250 mg/ml, comercializada pela Amidac India.

Os meios antibióticos n.º 1 e 11 foram adquiridos aos Himedia laboratories Pvt. Ltd, Mumbai. Todos os outros produtos químicos utilizados para análise eram de qualidade analítica extra pura e foram adquiridos a empresas de renome.

Organismo de teste

A *Escherichia coli* (ATCC 25922) foi utilizada como organismo de ensaio para estimar a concentração dos fármacos no plasma e na urina através de uma técnica de ensaio microbiológico obtida da coleção nacional de microrganismos industriais (NCIM) Division of Bio-chemical sciences, National Chemical Laboratory, Pune-8.

Conceção experimental

A amicacina foi administrada separadamente em cada uma de quatro cabras saudáveis por via intravenosa (I/V) e intramuscular (I/M), respetivamente, uma vez por dia durante cinco dias. Deixou-se passar um período mínimo de 21 dias antes da administração do fármaco pelas vias I/V e I/M.

As experiências foram realizadas nas seguintes secções diferentes:

1. **Farmacocinética da amicacina após administração intravenosa de doses múltiplas, uma vez por dia, em cabras clinicamente saudáveis.**

   a) Foi observada a farmacocinética e o regime de dosagem da amicacina na primeira e na última dose após a administração.

2. **Farmacocinética da amicacina após administração intramuscular de doses múltiplas, uma vez por dia, em cabras clinicamente saudáveis.**

   a) Níveis plasmáticos, níveis urinários, farmacocinética e regime de dosagem da amicacina na primeira e última dose após a administração.

3. **Avaliação da segurança renal da amicacina após administração intravenosa de doses múltiplas, uma vez por dia, em cabras clinicamente saudáveis.**

   a) Análise de urina

   b) Análise hematológica

c) Análise bioquímica do soro

4. **Avaliação da segurança renal da amicacina após administração intramuscular de doses múltiplas, uma vez por dia, em caprinos clinicamente saudáveis**

   a) Análise de urina

   b) Análise hematológica.

   c) Análise bioquímica do soro

Dosagem e administração de medicamentos

Em todas estas experiências, a amicacina (concentração: 250 mg/ml) foi administrada à taxa de dose de 10 mg/kg de peso corporal como dose múltipla uma vez por dia por via I/V ou I/M em cada uma de quatro cabras saudáveis (Saini e Srivastava, 1998).

Estudo farmacocinético

Recolha, processamento e armazenamento de amostras

Amostra de sangue

Foram colhidas amostras de sangue (aprox. 1 ml) da veia jugular contralateral com a ajuda de um cateter I/V (Kethin, 20 × 0,9 × 25 mm) para tubos de centrifugação de vidro heparinizado nos dias 1 e 5 do tratamento: a 0, 2,5, 5, 10, 15, 20, 30, 45 min e 1, 1,5, 2, 3, 4, 6, 8, 10, 12 e 24 h após a administração do fármaco. Nos dias 2, 3 e 4, foram colhidas amostras de sangue 1 e 6 horas após a administração do fármaco. O plasma foi separado por centrifugação a 3.000 r.p.m. durante 15 minutos à temperatura ambiente e mantido a -4°C até à análise, que foi normalmente efectuada no prazo de dois dias após a colheita das amostras. Antes da colheita de sangue, os locais à volta da veia jugular em ambos os lados do pescoço dos animais foram preparados assepticamente.

Amostra de urina

As amostras de urina (cerca de 1 ml) foram recolhidas para análise através da introdução de um cateter balão de Foley estéril (n.º 12) lubrificado com glicerina, através da uretra, na bexiga urinária das cabras experimentais, com a ajuda de uma sonda metálica flexível. O balão do cateter foi insuflado injectando 10-20 ml de água esterilizada através de uma seringa para manter o cateter em posição. A abertura do cateter foi bloqueada com um clipe de pressão para controlar o gotejamento de urina. Antes da administração do medicamento, foram colhidas amostras de urina num tubo estéril para a preparação de padrões. Após a administração do fármaco, foram colhidas amostras de urina em tubos estéreis nos intervalos de tempo acima indicados do dia 1 ao dia 4 e no dia 5, em intervalos de 24, 48 e 72 horas. As amostras foram conservadas num frigorífico e analisadas em dias sucessivos.

Estimativa da concentração de amicacina em amostras de plasma e urina

A concentração de amicacina nas amostras de plasma e urina foi estimada por uma técnica de ensaio microbiológico rápido e específico, utilizando *Escherichia coli* como organismo de teste (Paul *et al.*, 1971).

Técnica de bioensaio

Para estimar a concentração de amicacina no plasma e na urina, utilizou-se a técnica de bioensaio de punção, que é o método modificado da técnica padrão de bioensaio em placa cilíndrica (Arret *et al.*,1971). Nesta técnica, apenas uma camada de sementes com suspensão de bactérias foi vertida nas placas de ensaio e os poços foram preparados nas placas de ensaio.

Procedimento adotado para o ensaio microbiológico

Esterilização de artigos de vidro e agulhas

Todos os objectos de vidro foram devidamente lavados com uma solução detergente em água corrente da torneira. Foram novamente lavados com água destilada para vidro e, por fim, secos ao ar. Os tubos de ensaio, os tubos de centrifugação, os frascos e os frascos que continham a proveta de procelina foram tapados com algodão. A placa de ensaio, as pipetas e a seringa foram embrulhadas em papel. Todos estes materiais foram esterilizados numa estufa de ar quente a 160° C durante uma hora. Para a administração do fármaco e a colheita de sangue, foram utilizadas agulhas descartáveis esterilizadas.

Preparação dos suportes

Ágar de ensaio

Foram utilizados meios de ensaio de antibióticos para o ensaio microbiológico da amicacina no plasma e na urina após a administração I/V e I/M, respetivamente, em caprinos.

Tabela 01: Concentração de demonstração nos meios de Agar de Ensaio.

S.N.	Ingredientes	Gramas /litro de água
1	Peptona	6.0
2	Triptona	4.0
3	Extrato de levedura	3.0
4	Extrato de carne de bovino	1.5
5	Dextrose	1.0
6	Ágar	15.0
	Água destilada	1000 ml

pH final = 7,9 ± 0,1

O meio foi aquecido até se dissolver e a solução foi transformada num frasco cónico, tendo o pH sido ajustado. A boca do frasco foi tapada com algodão não absorvível e envolvida com folha de alumínio. A esterilização húmida dos meios de cultura foi efectuada por autoclave a 15 ppm de pressão 121^0 C durante 20 minutos.

Caldo de nutrientes

O meio foi aquecido até se dissolver completamente e o pH foi ajustado. A esterilização do caldo foi efectuada por autoclavagem a 15 libras de pressão 121^0 C durante 20 minutos.

Tabela 02: Foi preparado um caldo nutritivo com a seguinte composição.

S.N.	Ingredientes	Gramas /litro de água
1	Cloreto de sódio	5.0
2	Peptona	10.0

3	Extrato de carne de bovino	10.0
	Água destilada	1000 ml

pH final = 7,4 ± 0,1

Preparação de placas de ágar de ensaio

Com a ajuda de uma proveta esterilizada, verteu-se suavemente em cada placa de ensaio especial para esterilização (borosil) cerca de 20 ml de meio de ensaio antibiótico autoclavado em estado fundido. As placas foram mantidas numa superfície plana horizontal para obter uma espessura uniforme do meio. As placas foram deixadas à temperatura ambiente durante cerca de 1 a 2 horas para a solidificação do ágar, depois as placas foram mantidas na incubadora a 37°C durante 24 horas para verificar qualquer crescimento que indicasse qualquer contaminação microbiana. As placas sem crescimento foram depois embrulhadas em papel esterilizado e guardadas no frigorífico até à realização do ensaio.

Preparação do organismo de teste

O organismo utilizado para o ensaio microbiológico da amicacina foi a *E. coli* (ATCC 25922). A cultura de *E. coli* foi obtida no Department of Veterinary Microbiology, College of Veterinary Science & A.H. Rewa (M.P.), Nanaji Deshmukh Veterinary Science University, Jabalpur (M.P.).

O organismo foi cultivado na lâmina do tubo de cultura contendo lâminas de ágar nutriente a 37°C durante uma noite. De seguida, foi armazenado sob refrigeração. O organismo foi transferido semanalmente para meios frescos para manter a sua atividade normal.

Preparação de uma solução-padrão de amicacina em água

Foi preparada uma solução-mãe de 1 mg/ml de amicacina. Tomou-se uma base pura de 0,5 ml de amicacina e dissolveu-se em 2 ml de água destilada tripla, sob agitação constante, para obter uma solução-mãe de 1 mg/ml de amicacina. Dissolveu-se um ml da solução-mãe - 1 em 11,5 ml de água triplamente destilada, sob agitação constante, para obter uma solução-mãe - 2 de amicacina de 80 µg por ml. A amicacina na concentração de 80 µg/ml foi diluída em água destilada tripla para obter diferentes dosagens: 40, 20, 10, 5, 2,5, 1, 0,5, 0,25 e 0,1 µg por ml.

Preparação do padrão de amicacina no plasma

A amicacina foi diluída em água destilada de vidro estéril para obter diferentes dosagens, nomeadamente 80, 40, 20, 10, 5, 2,5, 1, 0,5, 0,25 e 0,1 microgramas por ml. De cada solução padrão, foram adicionados 0,1 ml a um frasco estéril contendo 0,9 ml de plasma recolhido antes da administração do fármaco. Obtiveram-se assim padrões do fármaco de 8, 4, 2, 1, 0,5, 0,25, 0,1, 0,05, 0,025 e 0,01 microgramas por ml no plasma sanguíneo. Estes padrões foram utilizados simultaneamente com as amostras de ensaio nas placas de ensaio para a determinação da concentração do fármaco nas amostras de ensaio. Foi também preparado plasma branco sem fármaco.

Preparação do padrão na urina

A amicacina foi diluída em água destilada de vidro estéril para obter diferentes dosagens, nomeadamente 80, 40, 20, 10, 5, 2,5, 1, 0,5, 0,25 e 0,1 microgramas por ml. De cada solução padrão, adicionou-se 0,1 ml a um frasco estéril contendo 0,9 ml de urina colhida antes da administração do fármaco. Obtiveram-se assim padrões de 8, 4, 2, 1, 0,5, 0,25, 0,1, 0,05, 0,025 e 0,01 microgramas por ml de droga na urina. Estes padrões foram utilizados simultaneamente com as amostras de ensaio nas placas de ensaio para a determinação da concentração do fármaco nas amostras de ensaio. Foi também preparado plasma branco sem fármaco.

Procedimento de ensaio

Os níveis de amicacina no plasma sanguíneo foram estimados pela técnica de ensaio microbiológico (método de difusão em placa cilíndrica) utilizando *E. coli* (ATCC 25922) como organismo de teste. Este método também é conhecido como "bioensaio de punção", que foi o método de modificação da técnica padrão de bioensaio em placa cilíndrica (Arret *et al.*, 1971) e utilizado para estimar a concentração do fármaco no plasma. O organismo em estudo foi cultivado em caldo nutriente durante meia a uma hora a 37° C até se observar o crescimento (turvo a olho nu). A placa de ensaio de amicacina foi inundada com o caldo contendo o organismo e o excesso de caldo foi drenado após algum tempo. As placas foram secas na incubadora a 37°C durante um período de cerca de uma hora. Cilindros de ensaio de porcelana estéreis de tamanho uniforme foram colocados a uma distância adequada ao longo da circunferência das placas de ensaio inoculadas. Os 50 micro litros de solução padrão de várias dosagens, bem como as amostras de ensaio do medicamento, foram vertidos em cilindros de porcelana separados na placa de ensaio. A amostra de controlo de sangue, tal como a amostra de teste do fármaco, foi também vertida na garrafa de porcelana. Estas placas foram deixadas na mesa durante cerca de 2 horas e depois mantidas na incubadora a 37°C durante uma noite, para permitir o crescimento do organismo. O diâmetro médio da zona de inibição das bactérias produzida pelos padrões e pelas amostras de teste do fármaco foi medido. As concentrações do fármaco em diferentes amostras de plasma de teste foram estimadas a partir da curva padrão traçada a partir da zona de inibição versus concentração do fármaco numa escala semi-logarítmica.

Metodologia

Programa experimental

As experiências foram efectuadas no mesmo grupo de cabras saudáveis, com um intervalo de 21 dias entre duas séries de experiências. Antes de repetir o medicamento nos mesmos animais, foram colhidas amostras de sangue para garantir que não havia vestígios do medicamento. O programa experimental é apresentado no Quadro 3.

Quadro 03: Programa experimental para estudar a farmacocinética da amicacina após administração parentérica em cabras saudáveis.

S. Não	Animal n.º.	Droga	Medicamentos	Rota	Estudo efectuado

1	Cabras : G - G$_{14}$	Amicacina	10 mg/kg uma vez por dia durante 5 dias	I/ V	Níveis plasmáticos, níveis urinários, farmacocinética Regime de dosagem na primeira e última dose, bem como avaliação da segurança renal
2	Cabras : G - G$_{14}$	Amicacina	10 mg/kg uma vez por dia durante 5 dias	I/M	Níveis plasmáticos, níveis urinários, farmacocinética e regime de dosagem na primeira e última dose, bem como avaliação da segurança renal

Estudo de Segurança Renal

Quatro cabras saudáveis foram utilizadas para avaliar a segurança renal da amicacina (10 mg/kg de peso vivo, repetida a intervalos de 24 horas) durante 5 dias após a administração intravenosa e intramuscular, respetivamente. Os animais foram observados quanto a quaisquer anomalias clínicas durante o período da experiência. A segurança renal da amicacina após a administração intravenosa e intramuscular de doses múltiplas uma vez por dia, respetivamente, foi avaliada através do estudo da análise da urina e dos parâmetros hematológicos e bioquímicos séricos.

Recolha, processamento e armazenamento de amostras

Foram colhidas amostras de sangue antes da administração do fármaco, que serviu de controlo (dia 0). Após a administração dos fármacos, foram colhidas amostras de sangue no dia 1st (24 h), 2nd (48 h), 3rd (72 h), 4th (96 h), 5th (120 h) e 6th (144 h) da veia jugular em vacutainers para análise hematológica e bioquímica do soro. Os esfregaços de sangue para determinação da contagem diferencial de leucócitos (CDL) foram preparados a partir de sangue fresco na altura da colheita de sangue (Schalm, 1967). As amostras de sangue (2 ml) colhidas em vacutainers com heparina foram utilizadas para avaliação hematológica, ao passo que as amostras de sangue (2 ml) colhidas em vacutainers sem heparina foram deixadas a coagular à temperatura ambiente. O soro foi colhido por centrifugação a 3000 rpm durante 10 minutos e armazenado a -4° C para análise bioquímica.

Foram colhidas amostras de urina para análise, tal como mencionado acima no estudo farmacocinético. Após a administração do fármaco, as amostras de urina foram colhidas em tubos estéreis nos vários intervalos de tempo acima referidos. A amostra de urina foi então conservada em timol (um pequeno cristal de timol para 5-10 ml de urina).

Análise hematológica

As amostras de sangue foram recolhidas em tubos de ensaio com heparina e foram preparados esfregaços de sangue em intervalos de tempo pré-determinados durante a experiência, tendo sido utilizados para avaliar os seguintes parâmetros hematológicos: (Barrett *et al.*, 2016).

Parâmetros hematológicos	Valor expresso em
i. Hemoglobina (Hb)	$g.dl^{-1}$
ii. Volume celular compactado (PCV)	%
iii. Contagem total de leucócitos (CTL)	$10^3 .\mu l^{-1}$.
iv. Contagem diferencial de leucócitos (DLC)	%

Análise bioquímica do soro:

O soro de amostras de sangue colhidas em intervalos de tempo pré-determinados foi utilizado para determinar os seguintes parâmetros bioquímicos estimados utilizando kits comerciais normalizados (Alexander, 1999).

Parâmetros bioquímicos séricos	Valor expresso em
i. Albumina	g.dl-1
ii. Globulina	g.dl-1
iii. Creatinina sérica	mg.dl-1
Iv. Proteína total	g.dl-1
v. Azoto ureico no sangue (BUN)	mg.dl-1

Análise de urina:

As amostras de urina recolhidas em intervalos de tempo pré-determinados foram utilizadas para determinar os seguintes parâmetros: (Fischbach, 2000).

Análise de urina (unidade)
Exame físico
i.   Cor ii.   Turbidez iii.   Gravidade específica

Exame químico
i.   pH ii.   Albumina iii.   Corpos cetónicos iv.   Sais biliares

Exame microscópico
i.   Leucócitos (campo de alta potência) ii.   células epiteliais (campo de alta potência) iii.   elencos iv.   Cristais v.   Bactérias

Análise farmacocinética

Os seguintes parâmetros farmacocinéticos da amicacina foram estimados através de um modelo compartimental adequado (Baggot, 1977).

1. Concentração em tempo zero durante as fases de absorção (A'), distribuição (A) e eliminação (B).

2. constante de velocidade de absorção (Ka) e semi-vida de absorção ($t_{1/2}$ Ka)

3. constante da taxa de distribuição (α) e semi-vida de distribuição ($t_{1/2}\,\alpha$)

4.   constante da taxa de eliminação (β)

5.   volume de distribuição (Vd)

6.   depuração corporal total (ClB)

7.   meia-vida de eliminação ($t_{1/2}$ β)

8.   tempo médio de permanência (TMR)

Cálculo do regime de dosagem

Para a análise cinética, os dados foram analisados utilizando um modelo aberto de compartimento adequado com base em dados cinéticos, o regime de dosagem para manter a concentração terapêutica mínima no plasma nos intervalos de dosagem desejados (τ) foi calculado utilizando as seguintes equações (Baggot, 1977):

$$D^{*} = C_P^{\infty} \text{ min. } Vd_{area} \cdot (e^{\beta \cdot \tau})$$

$$D_0 = C_P^{\infty} \text{ min. } Vd_{area} \cdot (e^{\beta \cdot \tau} - 1)$$

Onde,

D^{*}	=Dose de ataque ou de carga
D_0	=Dose de manutenção
C_P^{∞} (min) =	Concentração plasmática mínima desejada
τ =	Intervalo de dosagem
e =	Base do logaritmo natural

β e Vd_{area} foi obtido a partir de um estudo cinético.

Análise estatística

A comparação das concentrações dos fármacos no plasma, na urina, de vários parâmetros cinéticos e do regime de dosagem da amicacina na primeira e na última dose após a administração de doses múltiplas I/V ou I/M uma vez por dia em cabras foi efectuada utilizando o teste "t" emparelhado para o estudo farmacocinético e o teste da diferença dos mínimos quadrados para o estudo da segurança renal (Snedecor e Cochran, 1994).

4. RESULTADOS E DISCUSSÃO

A amicacina, um antibiótico aminoglicosídeo recentemente sintetizado, é administrada com sucesso no tratamento de várias infecções bacterianas causadas por organismos gram +ve e gram -ve em seres humanos e animais (Haritova, 2004). Existem vários factores que determinam a variação da intensidade e da duração dos efeitos farmacológicos. Entre eles, a dosagem, a via de administração e o estado de doença do animal são de muito maior importância.

Por conseguinte, o estudo foi realizado na expetativa de melhorar a utilização judiciosa da amicacina em práticas animais e também de ter em conta as variações entre espécies devido a diferenças na farmacocinética dos agentes antibacterianos. Assim, para investigar a farmacocinética e o estudo da segurança renal da amicacina, foi efectuado um estudo em cabras saudáveis e as suas concentrações foram estimadas por métodos de ensaio microbiológico em amostras de plasma e urina.

A. **Estudo cinético da amicacina em caprinos saudáveis após administração I/V múltipla.**

A administração intravenosa de um antibiótico é o meio mais fiável de gerir doentes muito doentes e infecções bacterianas graves, uma vez que se pretende inicialmente uma concentração muito elevada de antibiótico no compartimento central para obter um gradiente de difusão favorável do sangue para os tecidos. Foram igualmente efectuados estudos farmacocinéticos da amicacina após múltiplas administrações intravenosas na dose de 10 mg/kg de peso corporal. Foram igualmente efectuados estudos farmacocinéticos da amicacina após a sua administração intravenosa única à dose de 10 mg/kg de peso corporal em cabras (Uppal *et al.*, 1991), vitelos (Saini e Shrivastava,1998), ovelhas (Uppal *et al.*, 1998), cabras (Agrawal *et al.*, 2001a), cabras (Deinev *et al.*, 2009), cabras (Naseem *et al.*, 2011) e frangos de carne (Aboubakr *et al.*, 2017).

1. **Estudo cinético da amicacina em caprinos saudáveis em 1st dia após administração I/V múltipla.**

As concentrações de amicacina no plasma em vários intervalos de tempo após a sua injeção intravenosa múltipla (I/V) à taxa de dose de 10 mg/kg de peso corporal são apresentadas no Quadro 1.

Quadro 01: Concentração plasmática (µg/ml) de amicacina (10 mg/kg de peso corporal) em caprinos após múltiplas administrações I/V uma vez por dia

TEMPO (h)	CABRA EXPERIMENTAL				MÉDIA ± SE
	G1	G2	G3	G4	
1st Dia de administração de amicacina					
0.042	15.00	14.00	12.47	12.00	13.37±0.69
0.083	13.70	12.80	11.80	11.80	12.53±0.46
0.17	09.80	10.80	10.97	09.96	10.38±0.29
0.25	08.80	09.80	10.47	09.20	09.57±0.36
0.5	07.80	08.80	09.10	08.10	08.45±0.30
0.75	07.00	07.50	07.30	06.50	07.08±0.22
1	06.50	06.10	06.20	05.80	06.15±0.14
1.5	05.80	05.50	05.80	04.80	05.48±0.24
2	05.00	04.80	04.80	04.20	04.70±0.17
4	04.50	04.10	03.70	03.60	03.98±0.21
6	03.60	03.30	03.00	02.80	03.18±0.18
8	02.90	02.30	02.50	02.00	02.43±0.19
12	01.80	01.21	02.00	01.20	01.55±0.20
24	00.15	00.22	00.16	00.22	00.19±0.02
2nd Dia de administração de amicacina					
1	06.52	06.15	06.23	05.82	6.18±0.14
6	03.66	03.34	03.30	02.82	3.28±0.17
3rd Dia de administração de amicacina					
1	06.60	06.21	06.32	05.90	6.26±0.14
6	03.70	03.40	03.58	02.89	3.39±0.17
4th Dia de administração de amicacina					
1	06.65	06.26	06.48	05.96	6.33±0.15
6	03.84	03.45	03.85	02.93	3.52±0.22
5th Dia de administração de amicacina					
0.042	16.19	15.00	13.47	13.00	14.42±0.73
0.083	14.70	13.00	12.00	12.60	13.08±0.58
0.17	10.10	11.00	11.96	10.00	10.77±0.46
0.25	09.00	10.00	11.47	09.90	10.09±0.51
0.5	08.60	09.00	09.59	08.90	09.02±0.21
0.75	08.00	08.50	08.30	07.00	07.95±0.33
1	06.70	06.30	06.57	06.00	06.39±0.16
1.5	06.19	05.80	06.13	05.00	05.78±0.27
2	05.57	05.00	05.55	04.80	05.23±0.20

4	05.00	04.50	04.91	03.90	04.58±0.25
6	04.10	03.50	04.00	03.00	03.65±0.25
8	03.10	02.50	03.60	02.50	02.93±0.27
12	02.00	01.50	02.50	01.90	01.98 ± 0.21
24	00.19	00.25	00.23	00.28	00.24 ± 0.02

A concentração plasmática média do fármaco às 0,042 h, após a administração de uma dose múltipla I/V diária de amicacina a uma cabra saudável, foi de 13,37±0,69µ g/ml e os valores variaram entre 12 e 15µ g/ml. O fármaco foi detetável em todos os quatro animais até às 24 horas e a concentração média às 24 horas foi de 00,19±0,02µ g/ml; no entanto, a concentração terapêutica ($>1\mu$ g/ml) de amicacina foi mantida até às 12 horas de administração.

2. Parâmetros cinéticos

O perfil da concentração plasmática do fármaco em função do tempo confirmou o modelo aberto de dois compartimentos para a amicacina, tal como indicado no Quadro 2, que mostra os valores dos diferentes parâmetros cinéticos em cabras saudáveis calculados pelo modelo de compartimentos acima referido.

A concentração média extrapolada no tempo zero do fármaco no plasma durante a fase de distribuição (A), a fase de eliminação (B) e a concentração teórica no tempo zero ($C_p{}^o = A + B$) foi de 4,82±1,28, 7,39±0,54 e 12,22±0,78µ g/ml, respetivamente. A constante da taxa de distribuição (α) variou de 0,998 a 2,88 h^{-1} com um valor médio de 2,09±0,44 h^{-1}. Enquanto a constante da taxa de eliminação (β) variou de 0,137 a 0.154 h^{-1} com um valor médio de 0,15±0,00 h^{-1}. A semivida de distribuição média ($t_{1/2}\,\alpha$) e a semivida de eliminação ($t_{1/2}\beta$) foram calculadas como sendo 0,40±0,11 e 4,75±0,12 h, respetivamente.

A área média sob a curva no plasma (AUC) e a área média sob a curva do primeiro momento (AUMC) foram de 55,20±2,91µ g/ml.h^2 e 370,55±20,85µ g/ml.h^2 respetivamente, com um tempo médio de permanência (MRT) de 6,65±0,09 h. A taxa média de transferência do fármaco do compartimento central para o periférico (K_{12}) e do compartimento periférico para o central (K_{21}) foi calculada em 0,76±0,28 e 1,25±0,15 h^{-1} , respetivamente, enquanto a eliminação do compartimento central (Kel) foi de 0,24±0,02 h^{-1} . O volume médio de distribuição (Vd_{area}) foi calculado em 1,25±0,09 L/kg. A depuração corporal total (Cl_B) variou de 163,67 a 205,42 ml/kg/h com uma média de 181,35±9,40 ml/kg/h.

Quadro 02: Parâmetros cinéticos da amicacina em 1st dia após a administração I/V múltipla de amicacina (10 mg/kg de peso corporal) em cabras saudáveis.

PARÂMETROS (Unidade)	CABRA EXPERIMENTAL				MEAN± SE
	G1	G2	G3	G4	
A (μ g/ml)	1.73	6.49	3.75	7.32	4.82±1.28
B (μ g/ml)	8.48	7.11	7.96	6.02	7.39±0.54
C_p^0 (μ g/ml)	10.21	13.60	11.71	13.34	12.22±0.78
β $(h)^{-1}$	0.15	0.14	0.15	0.14	0.15±0.00
α $(h)^{-1}$	0.99	2.88	1.78	2.71	2.09±0.44
$t_{1/2}\,\alpha$ (h)	0.69	0.24	0.39	0.26	0.40±0.11
$t_{1/2}\beta$ (h)	4.63	4.79	4.51	5.06	4.75±0.12
AUC (μ g/ml.h)	61.10	52.00	59.00	48.70	55.20±2.91
AUMC (μ g/ml.h $)^2$	413.50	344.10	397.90	326.70	370.55±20.85
MRT (h)	6.80	6.40	6.70	6.70	6.65±0.09
K_{12} $(h)^{-1}$	0.12	1.19	0.46	1.26	0.76±0.28

K_{21} (h)$^{-1}$	0.86	1.58	1.26	1.30	1.25±0.15
Kel (h)$^{-1}$	0.18	0.26	0.22	0.29	0.24±0.02
Vd_{area} (L/kg)	1.09	1.29	1.10	1.50	1.25±0.09
Cl_B (ml/kg/h)	163.67	186.79	169.53	205.42	181.35±9.40

2. Regime de dosagem

Por conseguinte, tendo em conta a influência de determinados factores inevitáveis *in vivo*, a CIM de ($\geq$ 1 µg.ml^{-1}) de amicacina foi mantida até 12 h. Os regimes de dosagem necessários para manter os diferentes níveis de concentração terapêutica (C_P^∞ min = 0.5, 1,0, 1,5, 2,0 e 2,5µ g/ml) no plasma para a via I/V do primeiro dia em cabras saudáveis em diferentes intervalos de dosagem de 8, 10, 12 e 16 h são apresentados na (Tabela 3).

Para manter C_p^∞ min de 0,5 µg/ml, as doses de carga (D) foram calculadas em 1,99±0,09, 2,67±0,09, 3,57±0,10, 6,42±0,12 mg/kg de peso corporal. enquanto as doses de manutenção (D') foram calculadas em 1,37±0,05, 2,05±0,05, 2,95±0,06 e 5,79±0,09 mg/kg de peso corporal, no intervalo de dosagem (τ) de 8, 10, 12 e 16 horas, respetivamente, na (Tabela 3).

Para manter C_p^∞ min de 1,0 µg/ml, as doses de carga (D) foram calculadas como sendo 3,99±0,19, 5,40±0,15, 7,02±0,30, 12,84±0,25 mg/kg de peso corporal. enquanto as doses de manutenção (D') foram calculadas como sendo 2,74±0,08, 4,16±0,07, 5,91±0,13 e 11,59±0,19 mg/kg de peso corporal, no intervalo de dosagem (τ) de 8, 10, 12 e 16 h, respetivamente, na (Tabela 3).

Para manter C_p^∞ min de 1,5 µg/ml, as doses de carga (D) foram calculadas em 5,99±0,24, 8,11±0,23, 10,74±0,31, 19,26±0,37 mg/kg de peso corporal, enquanto as doses de manutenção (D') foram calculadas em 4,12±0,12, 6,24±0,11, 5,91±0,13 e 17,39±0,29 mg/kg de peso corporal no intervalo de dosagem (τ) de 8, 10, 12 e 16 h, respetivamente, na (Tabela 3).

Para manter C_p^∞ min de 2,0 µg/ml, as doses de carga (D) foram calculadas como sendo 7,99±0,32, 10,69±0,37, 14,32±0,41, 25,68±0,50 mg/kg de peso corporal, enquanto as doses de manutenção (D') foram calculadas em 5,49±0,16, 8,20±0,21, 11,82±0,26 e 23,19±0,38 mg/kg de peso corporal, no intervalo de dosagem (τ) de 8, 10, 12 e 16 h, respetivamente, na (Tabela 3).

Para manter C_p^∞ min de 2,5 µg/ml, as doses de carga (D) foram calculadas como sendo 9,99±0,41, 13,37±0,46, 17,90±0,52, 32,11±0,63 mg/kg de peso corporal, enquanto as doses de manutenção (D') foram calculadas em 6,87±0,20, 10,25±0,27, 14,78 ±0,33 e 28,99±0,48 mg/kg de peso corporal, no intervalo de dosagem (τ) de 8, 10, 12 e 16 h, respetivamente, na (Tabela 3).

Quadro 03: Regimes de dosagem de amicacina em 1st dia para administração I/V em cabras saudáveis.

C_p^∞ min (µg/ml)	τ (h)	DOSE (mg/kg)	CABRAS EXPERIMENTAIS				MEAN± SE
			G1	G2	G3	G4	
0.5	8	D	1.81	2.04	1.89	2.24	1.99±0.09
		D'	1.26	1.39	1.34	1.49	1.37±0.05
	10	D	2.44	2.72	2.95	2,57	2.67±0.09
		D'	1.90	2.08	2.20	2.02	2.05±0.05
	12	D	3.30	3.63	3.50	3.88	3.57±0.10
		D'	2.75	2.99	2.95	3.13	2.95±0.06
	16	D	6.02	6.47	6.48	6.71	6.42±0.12
		D'	5.47	5.82	5.93	5.96	5.79±0.09
1.0	8	D	3.62	4.09	3.78	4.50	3.99±0.19
		D'	2.53	2.79	2.68	2.98	2.74±0.08
	10	D	5.14	5.45	5.90	5.14	5.40±0.15
		D'	4.04	4.16	4.40	4.04	4.16±0.07
	12	D	6.06	7.27	7.00	7.76	7.02±0.30
		D'	5.51	5.98	5.90	6.26	5.91±0.13
	16	D	12.03	12.94	12.97	13.42	12.84±0.25
		D'	10.94	11.65	11.86	11.92	11.59±0.19
1.5	8	D	5.43	6.13	5.67	6.73	5.99±0.24
		D'	3.80	4.19	4.02	4.48	4.12±0.12
	10	D	7.72	8.18	8.85	7.72	8.11±023
		D'	6.06	6.24	6.60	6.06	6.24±0.11
	12	D	9.90	10.91	10.51	11.64	10.74±0.31
		D'	8.27	8.97	8.85	9.39	8.87±0.20
	16	D	18.05	19.42	19.46	20.14	19.26±0.37
		D'	16.41	17.48	17.80	17.89	17.39±0.29

2.0	8	D	7.25	8.18	7.56	8.97	7.99±0.32
		D'	5.06	5.59	5.36	5.97	5.49±0.16
	10	D	9.78	10.91	11.80	10.29	10.69±0.37
		D'	7.60	8.32	8.80	8.09	8.20±0.21
	12	D	13.21	14.55	14.01	15.52	14.32±0.41
		D'	11.02	11.97	11.80	12.52	11.82±0.26
	16	D	24.07	25.89	25.94	26.85	25.68±0.50
		D'	21.89	23.31	23.73	23.85	23.19±0.38
2.5	8	D	9.06	10.22	9.46	11.22	9.99±0.41
		D'	6.33	6.99	6.70	7.47	6.87±0.20
	10	D	12.23	13.64	14.75	12.87	13.37±0.46
		D'	9.50	10.41	11.00	10.11	10.25±0.27
	12	D	16.51	18.19	17.51	19.4	17.90 ±0.52
		D'	13.78	14.96	14.75	15.65	14.78±0.33
	16	D	30.09	32.37	32.43	33.57	32.11±0.63
		D'	27.36	29.13	29.67	29.82	28.99±0.48

D=Dose inicial ou de carga
D'=Dose de manutenção
τ=Intervalo de dosagem
C_P^{∞} min=Concentração terapêutica mínima no plasma

II. Estudo cinético da amicacina em caprinos saudáveis em 5th dia após múltiplas administrações I/V.

As concentrações de amicacina em cabras saudáveis foram estimadas por métodos de ensaio microbiológico no plasma e na urina (Arret et al., 1971).

1. Níveis plasmáticos

As concentrações de amicacina no plasma em vários intervalos de tempo após a sua injeção I/V múltipla à taxa de dose de 10 mg/kg de peso corporal são apresentadas no Quadro 1. A concentração plasmática média do fármaco às 0,042 h foi de 14,42±0,73μ g/ml e os valores variaram entre 13 e 16,19μ g/ml. O fármaco foi detetável em todos os quatro animais até às 24 horas e a concentração média às 24 horas foi de 0,24±0,02μ g/ml, no entanto, a concentração terapêutica efectiva ($\geq$1μ g/ml) de amicacina foi mantida até às 12 horas de administração.

2. Parâmetros cinéticos

O perfil da concentração plasmática do fármaco em função do tempo confirmou o modelo aberto de dois compartimentos para a amicacina, tal como indicado no quadro 4, que mostra os valores dos diferentes parâmetros cinéticos em cabras saudáveis calculados pelo modelo de compartimentos acima referido.

A concentração média extrapolada no tempo zero do fármaco no plasma durante a fase de distribuição (A), a fase de eliminação (B) e a concentração teórica no tempo zero ($C_p^o = A + B$) foi de $3,74\pm 1,13$, $8,06\pm 0,91$ e $12,20\pm0,47\mu$ g/ml, respetivamente. A constante da taxa de distribuição (α) variou entre 0,29 e 2,47 h^{-1} com um valor médio de $1,38\pm 0,55$ h^{-1}.

Tabela 04: **Parâmetros cinéticos da amicacina em 5th dias após a administração I/V múltipla de amicacina (10 mg/kg de peso corporal) em cabras saudáveis.**

Parâmetros (Unidade)	CABRA EXPERIMENTAL				MEAN± SE
	G1	G2	G3	G4	
A (μ g/ml)	1.49	5.90	2.10	5.48	$3,74\pm 1,13$
B (μ g/ml)	9.82	7.57	9.68	6.77	$8,06\pm 0,91$
C_p^o (μ g/ml)	11.32	13.50	11.79	12.25	12.20 ± 0.47
β (h)$^{-1}$	0.16	0.14	0.15	0.13	$0,14\pm 0,01$
α (h)$^{-1}$	0.29	2.18	0.57	2.47	$1,38\pm 0,55$
$t_{1/2}\alpha$ (h)	2.35	0.32	1.21	0.28	$1,04\pm 0,49$
$t_{1/2}\beta$ (h)	4.41	4.94	4.73	5.42	$4,88\pm 0,21$
AUC (μ g/ml.h)	66.70	59.00	73.00	57.00	$63,93\pm 3,68$

AUMC (μ g/ml.h)^2	443.90	396.10	519.60	440.60	450,05± 25,62
MRT (h)	6.70	6.70	7.10	7.40	6,98± 0,17
K_{12} (h)$^{-1}$	0.008	0.798	0.053	0.951	0,45± 0,25
K_{21} (h)$^{-1}$	0.277	1.29	0.496	1.42	0,87± 0,28
Kel (h)$^{-1}$	0.168	0.238	0.169	0.220	0,20± 0,02
Vd_{area} (L/kg)	0.95	1.21	0.94	1.32	1.10±0.23
Cl_B (ml/kg/h)	149.4	169.57	137.04	169.03	161,8± 4,99

A constante da taxa de eliminação (β) variou entre 0,13 e 0,16 h^{-1} com um valor médio de 0,14± 0,01 h^{-1} . A semi-vida de distribuição média ($t_{1/2\alpha}$) e a semi-vida de eliminação ($t_{1/2\beta}$) foram calculadas em 1,04± 0,49 e 4,88± 0,21 h, respetivamente. A área média sob a curva no plasma (AUC) e a área média sob a curva do primeiro momento (AUMC) foram de 63,93± 3,63μ g/ml.h e 450,05± 25,62μ g/ml.h^2 , respetivamente, com um tempo médio de permanência (MRT) de 6,98± 0,17 h. A taxa média de transferência do fármaco do compartimento central para o periférico (K_{12}) e do compartimento periférico para o central (K_{21}) foi calculada em 0,45± 0,25 e 0,87± 0,28 h^{-1} , respetivamente, enquanto a eliminação do compartimento central (Kel) foi de 0,20± 0,02 h^{-1} . O volume médio de distribuição (Vd_{area}) foi calculado em 1,10± 0,23 L/kg. A depuração corporal total (Cl_B) variou de 137,04 a 169,57 ml/kg/h com uma média de 161,81± 4,99 ml/kg/h.

4. Regime de dosagem

Os regimes de dosagem necessários para manter os diferentes níveis de concentração terapêutica (C_P^∞ min = 0,5, 1,0, 1,5, 2,0 e 2,5μ g/ml) no plasma para o quinto dia da via I/V em cabras saudáveis em diferentes intervalos de dosagem de 8,10,12 e 16 h são apresentados no (Quadro 5).

Para manter C_P^∞ min de 0,5 µg/ml, as doses de carga (D) foram calculadas como sendo 1,72±0,08, 2,29±0,10, 3,05±0,11, 5,40±0,23 mg/kg b.wt. enquanto as doses de manutenção (D') foram calculadas em 1,17±0,04, 1,74±0,06, 2,49±0,096 e 4,84±0,24 mg/kg de peso corporal no intervalo de dosagem (τ)de 8, 10, 12 e 16 h, respetivamente.

Para manter C_P^∞ min de 1 µg/ml, as doses de carga (D) foram calculadas como sendo 3,44±0,16, 4,58±0,18, 6,09±0,22, 10,79±0,46 mg/kg b.wt, enquanto as doses de manutenção (D') foram calculadas em 2,34±0,08, 3,47±0,13, 5,00±0,20 e 9,69±0,47 mg/kg b.wt. no intervalo de dosagem (τ)de 8, 10, 12 e 16 h, respetivamente.

Para manter C_P^∞ min de 1,5 µg/ml, as doses de carga (D) foram calculadas em 5,16±0,24, 6,86±1,3, 9,14±0,33, 16,19±0,68 mg/kg de peso corporal. enquanto as doses de manutenção (D') foram calculadas em 3,50±0,13, 5,20±0,19, 7,48±0,29 e 14,53±0,71 mg/kg de peso corporal no intervalo de dosagem (τ)de 8, 10, 12 e 16 h, respetivamente.

Para manter C_P^∞ min de 2 µg/ml, as doses de carga (D) foram calculadas como sendo 6,88±0,32, 9,15±0,36, 12,17±0,45, 21,59±0,11 mg/kg b.wt. enquanto as doses de manutenção (D') foram calculadas como sendo 4,67±0,17, 6,94±0,25, 9,97±0,38 e 19,38±0,94 mg/kg de peso corporal no intervalo de dosagem (τ) de 8, 10, 12 e 16 h, respetivamente.

Para manter C_P^∞ min de 2,5 µg/ml, as doses de carga (D) foram calculadas como sendo 8,60±0,40, 11,44±0,45, 15,22±0,56, 26,99±1,14 mg/kg b.wt. enquanto as doses de manutenção (D') foram calculadas em 5,84±0,21, 8,68±0,32, 12,46±0,48 e 24,22±1,18 mg/kg de peso corporal no intervalo de dosagem (τ) de 8, 10, 12 e 16 h, respetivamente.

Tabela 05: Regimes de dosagem de amicacina em 5th dia para administração I/V em cabras saudáveis

			CABRAS EXPERIMENTAIS	

C_P^∞ min (μ g/ml)	τ (h)	Dose (mg/kg)	G1	G2	G3	G4	Média± SE
0.5	8	D	1.67	1.85	1.52	1.84	1.72±0.08
		D'	1.20	1.25	1.05	1.18	1.17±0.04
	10	D	2.29	2.45	2.03	2.38	2.29±0.10
		D'	1.81	1.85	1.57	1.72	1.74±0.06
	12	D	3.14	3.25	2.73	3.07	3.05±0.11
		D'	2.66	2.64	2.26	2.41	2.49±0.10
	16	D	5.88	5.68	4.91	5.12	5.40±0.23
		D'	5.40	5.08	4.44	4.46	4.84±0.24
1.0	8	D	3.35	3.71	3.03	3.68	3.44±0.16
		D'	2.39	2.50	2.10	2.36	2.34±0.08
	10	D	4.58	4.41	4.07	4.75	4.58±0.18
		D'	3.62	3.70	3.13	3.43	3.47±0.13
	12	D	6.27	6.49	5.46	6.14	6.09±0.22
		D'	5.38	5.28	4.52	4.82	5.00±0.20
	16	D	11.75	11.36	9.82	10.24	10.79±0.46
		D'	10.80	10.15	8.89	8.92	9.69±0.47
1.5	8	D	5.02	5.56	4.55	5.52	5.16±0.24
		D'	3.59	3.75	3.14	3.54	3.50±0.13
	10	D	6.87	7.36	6.10	7.13	6.86±0.13
		D'	5.44	5.54	4.70	5.14	5.20±0.19
	12	D	9.41	9.74	8.19	9.21	9.14±0.33
		D'	7.98	7.92	6.78	7.22	7.48±0.29
	16	D	17.63	17.04	17.74	15.36	16.19±0.68
		D'	16.20	15.23	13.33	13.38	14.53±0.71
2.0	8	D	6.69	7.42	6.06	7.36	6.88±0.32
		D'	4.79	5.00	4.19	4.71	4.67±0.17
	10	D	9.16	9.81	8.13	9.50	9.15±0.36
		D'	7.26	7.39	6.26	6.86	6.94±0.25
	12	D	12.54	12.98	10.91	12.27	12.17±0.45
		D'	10.64	10.56	9.04	9.63	9.97±0.38
	16	D	23.50	22.73	19.65	20.48	21.59±0.11
		D'	21.59	20.31	17.78	17.84	19.38±0.94
2.5	8	D	8.37	9.27	7.58	9.19	8.60±0.40
		D'	5.98	6.25	5.24	5.89	5.84±0.21
	10	D	11.45	12.26	10.17	11.88	11.44±0.45
		D'	9.07	9.24	7.83	8.57	8.68±0.32
	12	D	15.68	16.23	13.64	15.34	15.22±0.56
		D'	13.29	13.20	11.30	12.04	12.46±0.48
	16	D	29.38	28.41	24.56	25.60	26.99±1.14
		D'	26.99	25.38	22.22	22.30	24.22±1.18

D=Dose inicial ou de carga
D' =Dose de manutenção
τ=Intervalo de dosagem
C_P^∞ min=Concentração terapêutica mínima no plasma

B. **Estudo cinético da amicacina em caprinos saudáveis após administração intramuscular múltipla (I/M):**

1. Estudo cinético da amicacina em caprinos saudáveis em 1st dia após administração múltipla de I/M

As concentrações de amicacina em cabras saudáveis foram estimadas por métodos de ensaio microbiológico no plasma.

1. Níveis plasmáticos

As concentrações de amicacina no plasma em vários intervalos de tempo após a sua injeção múltipla I/M à taxa de dose de 10 mg/kg de peso corporal foram apresentadas no (Quadro 6).

Quadro 06: Concentração plasmática (μg/ml) de amicacina (10 mg/kg de peso corporal) em caprinos após administração múltipla I/M uma vez por dia

TEMPO (h)0	CABRA EXPERIMENTAL				MÉDIA ± SE
	G1	G2	G3	G4	
1st Dia de administração de amicacina					
0.042	0.20	00.25	00.28	0.22	00.24± 0.02
0.083	01.80	01.30	00.68	00.60	01.10± 0.28
0.17	03.00	03.00	01.43	01.25	02.05± 0.42
0.25	04.60	04.00	03.70	03.90	04.05± 0.19
0.5	06.50	06.00	07.50	07.00	06.75± 0.32
0.75	08.21	08.10	08.50	09.00	08.45± 0.20
1	10.60	9.90	09.70	10.00	10,05± 0,19
1.50	12.70	11.60	10.57	10.98	11,46± 0,46
2	14.60	13.60	11.39	12.00	12,90± 0,73
4	19.60	18.90	16.50	17.60	18,15± 0,69
6	14.70	14.00	12.20	12.50	13,35± 0,60
8	06.10	05.00	05.70	04.90	05.43± 0.29
12	02.10	02.00	02.50	02.40	02.25± 0.12
24	00.22	00.28	00.29	00.30	00.27± 0.02

2nd Dia de administração de amicacina				
1	10.69	9.98	09.81	10.33	10.20±0.20
6	14.96	14.24	12.45	12.55	13.55±0.62
3rd Dia de administração de amicacina				
1	10.87	10.50	10.43	10.65	10.61±0.09
6	15.43	14.35	12.57	12.58	13.73±0.60
4th Dia de administração de amicacina				
1	11.45	10.84	10.66	10.88	10.96±0.17
6	15.98	14.96	12.89	12.65	14.12±0.81
5th Dia de administração de amicacina				
0.042	00.40	00.35	00.30	00.25	00.33±0.03
0.083	02.10	01.50	00.96	00.90	01.37±0.28
0.17	03.50	02.90	01.95	01.65	02.50±0.43
0.25	05.60	05.00	04.40	04.80	04.95±0.25
0.5	07.50	07.00	08.28	09.00	07.95±0.44
0.75	09.21	09.10	09.50	10.00	09.53±0.26
1	11.60	10.90	10.70	11.00	11.05±0.19
1.5	14.70	13.60	11.57	11.97	12.96±0.73
2	19.60	18.90	16.50	17.60	18.15±0.69
4	21.50	20.00	18.90	19.00	19.85±0.60
6	16.70	15.00	13.20	12.74	14.35±0.94
8	06.70	06.00	06.70	05.90	06.33±0.22
12	03.20	02.50	03.00	02.80	02.88±0.15
24	00.28	00.31	00.39	00.35	00.33±0.02

A concentração do fármaco às 0,042 h foi de 0,24±0,02μ g/ml e os valores variaram entre 0,20 e 0,28μ g/ml. O pico de concentração plasmática da amicacina foi de 18,15± 0,69μ g/ml às 4 h. O fármaco foi detetável nos quatro animais até às 24 h e a concentração média às 24 h foi de 0,27± 0,02μ g/ml, no entanto, a concentração terapêutica eficaz ($\geq$1μ g/ml) de amicacina foi mantida até às 12 h.

2. Parâmetros cinéticos

O perfil da concentração plasmática do fármaco versus o tempo confirmou o modelo aberto de um compartimento para a amicacina, tal como apresentado no Quadro 7, que mostra os valores dos diferentes parâmetros cinéticos em vitelos saudáveis calculados pelo modelo de compartimento acima referido.

A concentração média extrapolada no tempo zero do fármaco no plasma durante a fase de distribuição (A') e a fase de eliminação (B) foi de 36,91±1,79 , 27,66± 2,83μ g/ml, respetivamente. A constante da taxa de absorção (Ka) variou de 0,520 a 0,791 h^{-1} com um valor médio de 0,62± 0,09 h^{-1}. Enquanto a constante da taxa de eliminação (β) variou de 0,170 a 0.203 h^{-1} com um valor médio de 0,19± 0,01 h^{-1}. A semi-vida de absorção média ($t_{1/2}$ Ka) e a semi-vida de eliminação ($t_{1/2}\beta$) foram calculadas em 1,21±0,11 e 3,57± 0,13 h, respetivamente.

A área média sob a curva no plasma (AUC) e a área média sob a curva no primeiro momento (AUMC) foram de 131,75± 3,39μ g/ml.h e 626,30± 15,39μ $g/ml.h^2$, respetivamente, com um tempo médio de permanência (MRT) de 5,90±0,15 h. O volume médio de distribuição (Vd_{area}) foi calculado em 0,39± 0,02 L/kg. A depuração corporal total (Cl_B) variou de 70,895 a 79,71 ml/kg/h com uma média de 76,06± 1,90 ml/kg/h. A concentração plasmática máxima (C_{max}) foi de 18,15±0,69 μg/ml no t_{max} de 4 h.

Quadro 07: **Parâmetros cinéticos da amicacina em 1st dia após a administração múltipla I/M de amicacina (10 mg/kg de peso corporal) em cabras saudáveis**

Parâmetros (Unidade)	Cabra experimental				Média± SE
	G1	G2	G3	G4	
A' (μ g/ml)	37.40	35.72	32.98	41.52	36.91±1.79
B (μ g/ml)	27.78	31.24	32.01	19.62	27.66±2.83
Ka (h)$^{-1}$	0.79	0.53	0.52	0.52	0.62±0.09
$t_{1/2}$ Ka (h)	0.88	1.29	1.32	1.33	1.21±0.11
β (h)$^{-1}$	0.20	0.20	0.19	0.17	0.19±0.01
$t_{1/2}\beta$ (h)	3.41	3.43	3.48	3.97	3.57±0.13
AUC (μ g/ml.h)	141.10	132.40	127.10	126.40	131.75±3.39
AUMC (μ g/ml.h)^2	796.80	160.50	782.00	765.90	626.30±15.39
MRT (h)	5.60	5.70	6.20	6.10	5.90±0.15
Vd_{area} (L/kg)	0.35	0.37	0.39	0.45	0.39±0.02
Cl_B (ml/kg/h)	70.895	75.54	78.71	79.10	76.06 ±1.90
C_{max} (μ g/ml)	19.6	18.9	16.5	17.6	18.15±0.69
T_{max} (h)	4	4	4	4	4.00±0.00

3.   Regime de dosagem

Os regimes de dosagem necessários para manter os diferentes níveis de concentração terapêutica (C_P^{∞} min = 0,5, 1,0, 1,5, 2,0 e 2,5μ g/ml) no plasma para o quinto dia da via I/M em cabras saudáveis em diferentes intervalos de dosagem de 8, 10, 12 e 16 h são apresentados no (Quadro 8).

Para manter (C_p^∞) min de 0,5 µg/ml, as doses de carga (D) foram calculadas como sendo 0,92±0,02, 1,34±0,04, 1,98±0,086, 4,31±0,29 mg/kg b.wt, enquanto as doses de manutenção (D') foram calculadas como sendo 0,72±0,02, 1,15±0,05, 1,78±0,09 e 4,11±0,30 mg/kg b.wt. no intervalo de dosagem () de 8, 10, 12 e 16 h, respetivamente, na (Tabela 8).

Para manter (C_p^∞) min de 1,0 µg/ml, as doses de carga (D) foram calculadas como sendo 1,83±0,04, 2,68±0,08, 3,96±0,17, 8,63±0,59 mg/kg b.wt. enquanto as doses de manutenção (D') foram calculadas como sendo 1,43±0,05, 2,30±0,09, 3,57±0,18 e 8,23±0,61 mg/kg de peso corporal, no intervalo de dosagem (T) de 8, 10, 12 e 16 horas, respetivamente, na (Tabela 8).

Para manter (C_p^∞) min de 1,5 µg/ml, as doses de carga (D) foram calculadas como sendo 2,75±0,06, 4,04±0,13, 5,95±0,26, 12,94±0,89 mg/kg b.wt, enquanto as doses de manutenção (D') foram calculadas em 2,15±0,74, 3,45±0,15, 5,36±0,28 e 12,35±0,91 mg/kg b.wt, no intervalo de dosagem (T) de 8, 10,12 e 16 h, respetivamente, na (Tabela 8).

Para manter (C_p^∞) min de 2,0 µg/ml, as doses de carga (D) foram calculadas como sendo 3,66±0,08, 5,38±0,17, 7,95±0,36, 17,23±1,17 mg/kg b.wt, enquanto as doses de manutenção (D') foram calculadas em 2,88±0,09, 4,60±0,20, 7,15±0,38 e 16,45±1,22 mg/kg b.wt, no intervalo de dosagem (T) de 8, 10,12 e 16 h, respetivamente, na (Tabela 8).

Para manter (C_p^∞) min de 2,5 µg/ml, as doses de carga (D) foram calculadas como sendo 4,57±0,10, 6,73±0,21, 9,92±0,43, 21,57±1,48 mg/kg b.wt, enquanto as doses de manutenção (D') foram calculadas em 3,59±0,12, 5,75±0,25, 8,94±0,47 e 20,56±1,53 mg/kg b.wt, no intervalo de dosagem (T) de 8, 10,12 e 16 h, respetivamente, na (Tabela 8).

Quadro 08: Regimes de dosagem de amicacina em 1st dia para administração I/M em cabras saudáveis

C_P^∞ min (μ g/ml)	τ (h)	DOSE (mg/kg)	CABRAS EXPERIMENTAIS				MEAN± SE
			G1	G2	G3	G4	
0.5	8	D	0.89	0.92	0.97	0.88	0.92±0.02
		D'	0.71	0.73	0.78	0.66	0.72±0.02
	10	D	1.33	1.37	1.45	1.24	1.34±0.04
		D'	1.15	1.18	1.25	1.02	1.15±0.05
	12	D	1.99	2.04	2.16	1.75	1.98±0.86
		D'	1.82	1.85	1.96	1.52	1.78±0.094
	16	D	4.49	4.54	4.78	3.45	4.31±0.29
		D'	4.32	4.35	4.58	3.22	4.11±0.30
1.0	8	D	1.78	1.83	1.95	1.77	1.83±0.04
		D'	1.42	1.46	1.55	1.32	1.43±0.05
	10	D	2.66	2.73	2.90	2.49	2.69±0.085
		D'	2.31	2.36	2.50	2.03	2.30±0.098
	12	D	3.99	4.08	4.31	3.49	3.96±0.17
		D'	3.64	3.71	4.92	3.04	3.57±0.189
	16	D	8.98	9.08	9.56	6.89	8.63±0.59
		D'	8.63	8.71	9.17	6.44	8.23±0.61
1.5	8	D	2.66	2.75	2.92	2.65	2.75±0.06
		D'	2.13	2.19	2.33	1.97	2.15±0.74
	10	D	3.99	4.10	4.35	3.73	4.04±0.13
		D'	3.46	3.55	3.75	3.05	3.45±0.15
	12	D	5.98	6.12	6.47	5.24	5.95±0.26
		D'	5.46	5.56	5.88	4.56	5.36±0.28
	16	D	13.47	13.62	14.34	10.34	12.94±0.89
		D'	12.95	13.06	13.75	9.66	12.35±0.91
2.0	8	D	3.54	3.67	3.89	3.54	3.66±0.08
		D'	2.84	2.93	3.10	2.63	2.88±0.09
	10	D	5.32	5.47	5.79	4.97	5.38±0.17
		D'	4.62	4.73	5.00	4.-06	4.60±0.20
	12	D	7.98	8.16	8.69	6.98	7.95±0.36
		D'	7.28	7.42	7.83	6.08	7.15±0.38
	16	D	17.97	18.15	19.02	13.78	17.23±1.17
		D'	17.27	17.41	18.33	12.88	16.47±1.22
2.5	8	D	4.43	4.58	4.86	4.42	4.57±0.10
		D'	3.55	3.66	3.87	3.29	3.59±0.12
	10	D	6.64	6.84	7.24	6.21	6.73±0.21
		D'	5.77	5.91	6.25	5.08	5.75±0.25
	12	DOSE	9.97	10.20	10.78	8.73	9.92±0.43
		D'	9.10	9.27	9.79	7.59	8.94±0.47

| | 16 | D | 22.46 | 22.69 | 23.90 | 17.23 | 21.57±1.48 |
| | | D' | 21.58 | 21.77 | 22.91 | 16.09 | 20.59±1.53 |

D = Dose inicial ou de carga
D' =Dose de manutenção
τ=Intervalo de dosagem
C_P^∞ min=Concentração terapêutica mínima no plasma

II.   Estudo cinético da amicacina em caprinos saudáveis em 5th dia após administração múltipla de I/M.

As concentrações de amicacina em cabras saudáveis foram estimadas por métodos de ensaio microbiológico no plasma.

1.   Níveis plasmáticos

As concentrações de amicacina no plasma em vários intervalos de tempo após a sua injeção múltipla I/M à taxa de dose de 10 mg/kg de peso corporal são apresentadas no Quadro 6. A concentração plasmática média do fármaco às 0,042 h foi de 0,33±0,03µ g/ml e os valores variaram entre 0,25 e 0,40µ g/ml. O fármaco foi detetável em todos os quatro animais até às 24 horas e a concentração média às 24 horas foi de 0,33± 0,02µ g/ml; no entanto, a concentração terapêutica efectiva (>1µ g/ml) de amicacina foi mantida até às 2 horas de administração.

2.   Parâmetros cinéticos

O perfil da concentração plasmática do fármaco em função do tempo confirmou o modelo aberto de um compartimento para a amicacina, tal como apresentado no quadro 9, que mostra os valores dos diferentes parâmetros cinéticos em cabras saudáveis calculados pelo modelo de compartimento acima referido.

A concentração média extrapolada no tempo zero do fármaco no plasma durante a fase de distribuição (A) e a fase de eliminação (B) foi de 40,01 ± 1,95, 26,62± 1,98 e 4,30± 0,00µ g/ml, respetivamente. A constante da velocidade de absorção (Ka) variou entre 0,620 e 0,694 h^{-1} com um valor médio de 0,66± 0,02 h^{-1} .

Quadro 09: **Parâmetros cinéticos da amicacina em 5th dia após a administração múltipla I/M de amicacina (10 mg/kg de peso corporal) em cabras saudáveis**

Parâmetros (Unidade)	Cabra experimental				Média± SE
	G1	G2	G3	G4	
A' (μ g/ml)	39.87	37.51	37.09	45.55	40.01±1.95
B (μ g/ml)	32.32	24.30	26.23	23.64	26.62±1.98
Ka (h)$^{-1}$	0.676	0.694	0.620	0.632	0.66±0.02
$t_{1/2}$ Ka (h)	1.025	0.999	1.12	1.096	1.06±0.03
β (h)$^{-1}$	0.197	0.183	0.176	0.176	0.18±0.00
$t_{1/2}\beta$ (h)	3.51	3.80	3.94	3.94	3.80±0.10
AUC (μ g/ml.h)	167.7	152.8	149.6	147	154.28±4.63
AUMC (μ g/ml.h)^2	982.1	883.0	934.9	882.2	920.55±23.94
MRT (h)	5.9	5.8	6.2	6.0	5.98±0.09
Vd_{area} (L/kg)	0.302	0.358	0.380	0.388	0.36±0.19
Cl_B (ml/kg/h)	59.63	65.43	66.82	68.05	64.98±1.86
C_{max} (μ g/ml)	21.5	20	18.6	19	19.78±0.65
T_{max} (h)	4	4	4	4	4.00±0.00

A sua constante de velocidade de eliminação (β) variou entre 0,176 e 0,197 h^{-1} com um valor médio de 0,18± 0,00 h^{-1} . A semi-vida média de absorção ($t_{1/2}$ Ka) e a semi-vida de eliminação ($t_{1/2}\beta$) foram calculadas em 1,06± 0,03 e 3,80± 0,10 h, respetivamente.

A área média sob a curva no plasma (AUC) e a área média sob a curva do primeiro momento (AUMC) foram de 154,28± 4,63μ g/ml.h e 920,55± 23,94μ g/ml.h^2 , respetivamente, com um tempo médio de permanência (MRT) de 5,98± 0,09 h. O volume de distribuição (Vd_{area}) foi calculado em 0,36± 0,19 L/kg. A depuração corporal total (Cl_B) variou entre 59,63 e 68,05 ml/kg/h, com uma média de 64,98± 1,86 ml/kg/h. A concentração plasmática máxima (C_{max}) foi de 19,78±0,65 µg/ml no t_{max} de 4 h.

3.   Regime de dosagem

Os regimes de dosagem necessários para manter os diferentes níveis de concentração terapêutica (C_P^∞ min = 0,5, 1,0, 1,5, 2,0 e 2,5µ g/ml) no plasma após a via I/V em cabras saudáveis em diferentes intervalos de dosagem de 8, 10, 12 e 16 h são apresentados no (Quadro 10).

Para a manutenção de (C_P^∞ min de 0,5 µg/ml), as doses de carga (D) foram calculadas como sendo 0,77±0,01, 1,11±0,01, 1,60±0,01, 3,38±0,10 mg/kg b.wt. enquanto as doses de manutenção (D') foram calculadas como sendo 0,59 ± 0,00, 0,93±0,10, 1,42±0,16 e 4,12±0,30 mg/kg de peso corporal no intervalo de dosagem (T) de 8, 10,12 e 16 h, respetivamente.

Para a manutenção de (C_P^∞ min de 1,0 µg/ml), as doses de carga (D) foram calculadas como sendo 1,54±0,30, 2,22±0,19, 3,20±0,02, 6,65±0,16 mg/kg b.wt. enquanto as doses de manutenção (D') foram calculadas como sendo 1,18±0,01, 1,86±0,01, 2,84±0,32 e 6,29±0,17 mg/kg de peso corporal no intervalo de dosagem (T) de 8, 10, 12 e 16 h, respetivamente.

Para a manutenção de (C_P^∞ min de 1,5 µg/ml), as doses de carga (D) foram calculadas como sendo 2,30±0,40, 3,32±0,03, 4,79±0,03, 9,95±0,21 mg/kg b.wt, enquanto as doses de manutenção (D') foram calculadas como sendo 1,78±0,01, 2,79±0,16, 4,26±0,05, e 9,43±0,26 mg/kg b.wt. no intervalo de dosagem (T) de 8, 10,12 e 16 h, respetivamente.

Para a manutenção de (C_P^∞ de 2,0 µg/ml), as doses de carga (D) foram calculadas como sendo 3,08±0,54, 4,43±0,04, 6,39±0,36, 13,29±0,31 mg/kg b.wt, enquanto as doses de manutenção (D') foram calculadas como sendo 2,36±0,02, 3,72±0,02, 5,68±0,64 e 12,58±0,35 mg/kg b.wt. no intervalo de dosagem (T) de 8, 10,12 e 16 h, respetivamente.

Para manter (C_P^∞ min de 2,5 µg/ml), as doses de carga (D) foram calculadas em 3,84±0,68, 5,54±0,05, 7,98±0,50, 17,22±0,65 mg/kg b.wt, enquanto as doses de manutenção (D') foram calculadas em 3,60±0,12,

4,65±0,03, 7,09±0,08 e 15,72±0,43 mg/kg b.wt. no intervalo de dosagem (T) de 8, 10, 12 e 16 h, respetivamente.

Tabela 10: **Regimes de dosagem de amicacina em 5th dia para administração I/M em cabras saudáveis**

C_P^∞ min (µ g/ml)	τ (h)	DOSE (mg/kg)	CABRAS EXPERIMENTAIS				MEAN± SE
			G1	G2	G3	G4	
0.5	8	D	0.73	0.77	0.78	0.79	0.77±0.013
		D'	0.58	0.60	0.59	0.60	0.59±0.00
	10	D	1.08	1.12	1.10	1.13	1.11±0.01
		D'	0.93	0.94	0.91	0.93	0.93±0.10
	12	D	1.61	1.61	1.57	1.60	1.60±0.01
		D'	1.46	1.43	1.38	1.41	1.42±0.16
	16	D	3.53	3.35	3.18	3.24	3.38±0.10
		D'	3.38	3.17	2.99	3.05	4.12±0.30
1.0	8	D	1.46	1.55	1.55	1.59	1.54±0.30
		D'	1.16	1.19	1.17	1.20	1.18±0.01
	10	D	2.17	2.23	2.21	2.26	2.22±0.19
		D'	1.86	1.87	1.83	1.87	1.86±0.01
	12	D	3.21	3.22	3.14	3.21	3.20±0.02
		D'	2.91	2.86	2.76	2.82	2.84±0.32
	16	D	7.06	6.69	6.35	6.48	6.65±0.16
		D'	6.76	6.33	5.97	6.10	6.29±0.17
1.5	8	D	2.19	2.32	2.33	2.38	2.30±0.40
		D'	1.74	1.79	1.76	1.80	1.78±0.01
	10	D	3.25	3.35	3.31	3.38	3.32±0.03
		D'	2.80	2.81	2.74	2.80	2.79±0.16
	12	D	4.82	4.83	4.71	4.81	4.79±0.03
		D'	4.36	4.29	4.14	4.23	4.26±0.05
	16	D	10.51	10.04	9.53	9.73	9.95±0.21
		D'	10.14	9.5	8.96	9.14	9.43±0.26
2.0	8	D	2.92	3.10	3.11	3.17	3.08±0.54
		D'	2.32	2.38	2.35	2.40	2.36±0.02
	10	D	4.43	4.46	4.42	4.51	4.43±0.03
		D'	3.73	3.75	3.66	3.73	3.72±0.01
	12	D	6.42	6.44	6.28	6.41	6.39±0.36
		D'	5.82	5.72	5.52	5.64	5.68±0.64
	16	D	14.12	13.38	12.70	12.97	13.29±0.31
		D'	13.52	12.67	11.94	12.19	12.58±0.35
2.5	8	D	3.65	3.87	3.88	3.97	3.84±0.68
		D'	2.90	2.97	2.93	3.00	3.60±0.12
	10	D	5.41	5.58	5.52	5.64	5.54±0.05
		D'	4.66	4.68	4.57	4.67	4.65±0.03
	12	D	8.03	8.05	7.85	8.02	7.98±0.50

		D'	7.27	7.15	6.90	7.05	7.09±0.08
	16	D	17.65	16.13	15.87	16.21	17.22±0.65
		D'	16.90	15.83	14.92	15.24	15.72±0.43

D* = Dose inicial ou de carga
D_0 =Dose de manutenção
τ=Intervalo de dosagem
C_P^∞ min=Concentração terapêutica mínima no plasma

Tabela 11: **Concentração na urina (µg/ml) de amicacina (10 mg/kg de peso corporal) em caprinos após administração múltipla I/V uma vez por dia**

Tempo após a administração de amicacina (h)	Concentrações de amicacina na urina (µ g.ml)$^{-1}$				
	CABRAS EXPERIMENTAIS				
	G1	G2	G3	G4	MEAN± SE
1st Dia de administração de amicacina					
0.042	1.52	1.81	1.04	1.49	1.47±0.16
0.083	17.90	18.68	18.91	18.50	18.50±0.21
0.166	35.80	37.36	35.60	36.00	36.25±0.46
0.25	57.60	54.72	51.20	52.00	52.38±0.80
0.50	71.80	75.72	80.20	75.60	75.83±1.71
0.75	80.90	82.50	85.80	83.28	83.12±1.02
1	118.25	119.60	118.85	119.98	119.17±0.39
1.5	111.50	112.24	111.24	112.54	111.88±0.31
2	90.00	90.11	92.15	89.50	90.44±0.58
4	89.80	85.40	89.60	85.90	87.67±1.17
6	76.90	74.40	79.40	72.30	75.75±1.54
8	51.10	62.30	60.30	54.50	57.05±2.58
12	39.80	45.40	49.80	39.90	43.73±2.41
24	6.98	6.53	7.11	6.83	6.86±0.12
2nd Dia de administração de amicacina					
1	118.99	120.60	119.80	120.23	119.91±0.34
6	77.90	75.40	79.90	72.90	76.52±1.51
3rd Dia de administração de amicacina					
1	119.90	120.12	119.21	120.99	120.05±0.36
6	78.41	76.10	80.53	73.56	77.15±1.50
4th Dia de administração de amicacina					
1	120.10	121.23	120.21	121.36	120.75±0.33
6	79.11	80.23	81.23	80.50	80.26±0.43
5th Dia de administração de amicacina					
0.042	1.91	1.92	1.94	1.90	1.92±0.01

0.083	18.98	19.00	19.11	18.98	19.01±0.03
0.166	39.42	40.23	38.98	39.82	39.61±0.27
0.25	55.26	57.62	56.32	57.53	56.68±0.56
0.50	78.54	75.64	81.23	77.23	78.16±1.18
0.75	82.32	89.35	88.32	85.23	86.30±1.59
1	122.23	123.23	122.98	122.60	132.01±0.38
1.5	109.11	98.93	105.23	101.11	103.59±2.26
2	99.01	95.09	99.56	98.23	97.97±0.99
4	89.23	88.53	89.32	85.23	88.05±0.95
6	83.11	82.22	83.88	81.24	82.61±0.57
8	65.30	70.11	69.80	71.10	69.07±1.29
12	52.30	49.80	51.10	40.30	48.38±2.74
24	9.53	9.64	8.93	9.23	9.33±0.16
48	5.23	5.66	5.75	6.23	5.71±0.20
72	0.23	0.45	0.63	0.32	0.40±0.08

Tabela 12: Concentração na urina (µg/ml) de amicacina (10 mg/kg de peso corporal) em caprinos após administração múltipla I/M uma vez por dia

Tempo após a administraçã o de amicacina (hr)	Concentrações de amicacina na urina (μ g.ml)$^{-1}$				
	CABRAS EXPERIMENTAIS				
	G1	G2	G3	G4	MEAN± SE
1st Dia de administração de amicacina					
0.042	1.35	1.42	1.30	1.45	1.38±0.03
0.083	19.01	19.23	20.11	18.53	19.03±0.42
0.166	37.53	37.99	37.83	39.23	38.15±0.37
0.25	46.62	48.93	47.53	47.23	47.60±0.49
0.50	68.23	75.67	76.57	75.93	74.10±1.97
0.75	90.21	98.23	99.23	99.95	98.40±0.81
1	99.23	102.34	104.56	104.43	102.64±1.29
1.5	116.45	118.23	118.99	119.34	118.25±0.64
2	105.23	106.34	104.35	105.45	105.34±0.41
4	95.45	94.56	95.66	97.56	95.80±0.63
6	60.99	65.34	68.12	69.5	65.98±1.87
8	56.34	55.67	57.54	58.98	57.13±0.73
12	35.23	32.45	31.23	32.34	32.81±0.85
24	5.21	6.59	5.39	5.98	5.79±0.31
2nd Dia de administração de amicacina					
1	99.99	104.56	105.34	105.99	103.97±1.35

6	62.34	67.36	72.34	74.23	69.06±2.66
3rd Dia de administração de amicacina					
1	100.56	105.67	106.78	106.56	104.89±1.46
6	63.56	67.99	73.23	74.89	69.91±2.51
4th Dia de administração de amicacina					
1	102.90	106.31	106.99	107.71	105.97±1.06
6	64.00	68.67	75.99	75.99	71.16±2.94
5th Dia de administração de amicacina					
0.042	1.50	1.45	1.52	1.54	1.50±0.19
0.083	20.10	21.20	20.18	19.50	20.24±0.35
0.166	38.97	38.95	38.99	37.67	38.65±0.33
0.25	47.67	49.00	48.67	48.56	48.48±0.28
0.50	68.34	75.45	76.99	76.56	74.33±2.02
0.75	90.99	98.46	99.67	101.23	97.58±2.27
1	99.12	103.34	106.34	107.34	104.03±1.85
1.5	125.45	129.34	126.05	129.34	127.55±1.04
2	106.34	104.34	101.78	100.99	103.36±1.22
4	90.45	93.45	91.34	93.67	92.22±0.79
6	66.34	70.78	68.67	69.56	68.83±0.94
8	50.56	50.99	52.34	51.45	51.33±0.38
12	35.67	38.97	39.45	39.67	37.19±1.18
24	8.56	9.56	8.99	7.99	8.78±0.33
48	5.76	4.99	5.45	4.89	5.27±0.20
72	0.45	0.67	0.34	0.32	0.44±0.08

III. Estudos farmacocinéticos comparativos da amicacina após administração I/V em caprinos saudáveis entre 1st e 5th dia.

1. Níveis plasmáticos

As concentrações plasmáticas comparativas de amicacina em cabras saudáveis após I/V são apresentadas no Quadro 13 e na Fig. 1. O fármaco foi detetável até às 24 h. A concentração terapêutica mínima ($\geq 1,0\mu$ g/ml) de amicacina foi mantida até às 12 h tanto em 1st como em 5th dia de administração de amicacina. As concentrações plasmáticas significativamente mais elevadas do fármaco apareceram a partir de 0,042, 0,50, 0,75, 1,0, 1,5, 2, 12, 24 h, exceto 0,83, 0,166, 0,25, 4, 6, 8 h em 5th dias de administração de amicacina em comparação com 1st dia de administração de amicacina.

Tabela 13: Comparação das concentrações plasmáticas (µg/ml) de amicacina para administração I/V em cabras saudáveis entre 1st e 5th dia

	Concentração plasmática de amicacina (µ g.ml)$^{-1}$	
Tempo (h)	1st Dia	5th Dia
0.042	13.37±0.69	14.42±0.73*
0.083	12.53±0.46	13.08±0.58
0.166	10.38±0.29	10.77±0.46
0.25	09.57±0.36	10.09±0.51
0.50	08.45±0.30	09.02±0.21*
0.75	07.08±0.22	07.95±0.33*
1	06.15±0.14	06.39±0.16*
1.5	05.48±0.24	05.78±0.27*
2	04.70±0.17	05.23±0.20*
4	03.98±0.21	04.58±0.25
6	03.18±0.18	03.65±0.25
8	02.43±0.19	02.93±0.27
12	01.55±0.20	01.98±0.21*
24	00.19±0.02	00.24±0.02*

Os valores denotam a Média ± SE de quatro animais

***Significativamente (p<0,05) diferente em comparação com os valores correspondentes após as diferentes vias de administração do medicamento**

O gráfico semi-logarítmico dos níveis plasmáticos de amicacina em função do tempo após a administração I/V de amicacina em dose única diária múltipla apresentou duas fases distintas em 1st e 5th dia de administração do fármaco e os dados obtidos foram adequadamente descritos pelo modelo aberto de dois compartimentos no presente estudo.

Após uma dose I/V múltipla diária de amicacina em cabras saudáveis, o pico médio da concentração plasmática aos 2,5 minutos foi de 13,37±0,69 µg/ml (1st dia) e 14,42±0,73 µg/ml, (5th dia) e a amicacina foi detectada até às 24 horas com uma concentração plasmática média de µ g/ml (1st dia) 00,19±0,02 e 00,24±0,02 µg/ml (5th dia). Este valor é comparativamente mais elevado em cabras saudáveis após uma única administração I/V de amicacina a uma taxa de dose de 10 mg/kg de peso corporal a 1 min no dia 5.

A concentração de amicacina no plasma foi de 116,9 ± 3,16 µg/ml e a concentração terapêutica mínima foi mantida durante 8 horas (Saini e Shrivastava 1998). O estudo realizado por Orsini *et al.*, (1985) indicou que as doses de amicacina à taxa de 4,4, 6,6 e 11,0 mg/kg de peso corporal mostram as concentrações de 30,3±0,3, 61,2±6,9 e 122,8±7,4 µg/ml, respetivamente, 15 minutos após a injeção I/V. Sumano *et al.*, (2005) determinaram as variáveis farmacocinéticas da amicacina em vacas após a administração de sulfato de amicacina I/V ou I/M a uma dose de 25 mg/kg de peso corporal por dia durante três dias e as concentrações de amicacina no momento zero e as concentrações séricas máximas foram de 240,8 µg/mL e 122,53 µg/mL, respetivamente. De acordo com Edward e Richard (1993), a administração de amicacina resultou em valores de pico de 27,3 ± 6,9 µg/ml no estudo das propriedades farmacocinéticas da gentamicina e da amicacina na calopsita (*Nymphicus hollandicus*), uma ave psitacídea pequena (peso corporal aproximado = 100 g), utilizando regimes de tratamento desenvolvidos em espécies de papagaios maiores. A concentração terapêutica efectiva ($\geq 1\mu$ g/ml) de amicacina foi mantida até 24 horas após a administração. As concentrações plasmáticas comparativas de amicacina em caprinos saudáveis após (I/V) são apresentadas no Quadro 13 e na Fig. 1. O fármaco foi detetável até às 12 h. A concentração terapêutica mínima ($\geq 1,0\mu$ g/ml) de amicacina foi mantida até às 12 h tanto em 1st como em 5th dia de administração de amicacina. As concentrações plasmáticas significativamente mais elevadas do fármaco apareceram a partir de 0,042, 0,50, 0,75, 1, 1,5, 2, 12, 24 h, exceto 0,83, 0,166, 0,25, 4, 6, 8 h em 5th dias de administração de amicacina em comparação com 1st dia de administração de amicacina I/V.

2. Parâmetros cinéticos

Foi desenhado um gráfico semi-logarítmico da concentração plasmática média de amicacina versus tempo após a administração I/V de dose única múltipla à taxa de dose de 10 mg/kg de peso corporal. A avaliação dos resultados indicou que a disposição da amicacina no plasma após a administração I/V é melhor descrita pelo modelo farmacocinético aberto de dois compartimentos. Foi relatado que a amicacina após a administração I/V segue o modelo aberto de dois compartimentos em bezerros (Saini e shrivastava, 1998), camelos (Wasfi *et a.,*1999), gatos (Jernigan *et al.*, 1988) e cabras em lactação (Abo el sooud, 1999).

Com base nos níveis plasmáticos, foram calculados os parâmetros cinéticos de distribuição e eliminação da amicacina após a administração de doses únicas múltiplas por via intravenosa em cabras saudáveis, os quais são apresentados no Quadro 1. No presente estudo, as concentrações plasmáticas de amicacina e as curvas de disposição no tempo após a administração intravenosa ajustaram-se melhor a um modelo aberto de dois compartimentos. Da mesma forma, (Kathryn *et al.*, 1995) apresentaram um modelo aberto de dois compartimentos após a dose I/V de 5,8 mg/kg de peso corporal de amicacina em órix com chifre de cimitarra, também registado em cães Baggot *et al.*, (1985), em gatos Jernigan *et al.*, (1988) e em cabras Uppal *et al.*, (1992). De igual modo, o modelo do primeiro compartimento foi aplicado em ratos de acordo com Zhou *et al.* (1997).

A concentração terapêutica mínima de amicacina no plasma varia entre $1\text{-}4\mu$ g/ml Leroy *et al.*, (1978). De acordo com Brown *et al.*, (1984) e Orsini *et al.*, (1985), para a maioria das bactérias susceptíveis, o nível terapêutico da amicacina é de $1\text{-}2\mu$ g/ml mantido no intervalo de tempo de 8 e 12 h. Por conseguinte, tendo em conta a influência de determinados factores inevitáveis *in vivo*, a CIM de (≥ 1 µg.ml^{-1}) da amicacina foi mantida até 12 h.

Após a administração de doses múltiplas I/V uma vez por dia, observam-se valores não significativos da concentração extrapolada no tempo zero do fármaco durante a fase de distribuição (A), da concentração teórica no tempo zero (C_p^o), do tempo médio de permanência (MRT) e da eliminação do fármaco a partir do compartimento central (Kel), enquanto o valor da constante da taxa de eliminação (β) é significativamente inferior, aumento significativo do valor das fases de eliminação (B), da área sob a curva (AUC), da área sob a curva do primeiro momento (AUMC), da depuração corporal total (Cl$_B$), são observados em 5th dias de administração de amicacina em comparação com 1st dia de administração de amicacina. Todos os outros parâmetros cinéticos diferem de forma não significativa entre 1st e 5th dias de administração de amicacina (Quadro 14).

Tabela 14: **Comparação dos parâmetros cinéticos da amicacina para I/V em cabras saudáveis entre 1st e 5th dia**

	Parâmetros cinéticos da amicacina	
Parâmetro (Unidade)	**1st dia**	**5th dia**
A (μ g/ml)	4.82 ±1.28	3,74± 1,13
B (μ g/ml)	7.39 ±0.54	8,46± 0,91*
C_p^0 (μ g/ml)	12.22±0.46	12.22 ±0.47
β (h)$^{-1}$	0.15±0.00	0,14± 0,01
α (h)$^{-1}$	2.09±0.44	1,38± 0,55*
$t_{1/2}\,\alpha$ (h)	0.40±0.11	1,04± 0,49
$t_{1/2}\beta$ (h)	4.75±0.12	4,88± 0,21
AUC (μ g/ml.h)	55.20±2.91	63,93± 3,68*
AUMC (μ g/ml.h)^2	370.55±20.85	450,05± 25,62*
MRT (h)	6.65±0.09	6,98± 0,17
K_{12} (h)$^{-1}$	0.76±0.28	0.45±0.25*
K_{21} (h)$^{-1}$	1.25±0.15	0.87 ±0.28*
Kel (h)$^{-1}$	0.24 ±0.02	0.20 ±0.02
Vd_{area} (L/kg)	1.25±0.09	1.10±0.23
Cl_B (ml/kg/h)	181.35±9.40	161.81±4.99*

Os valores denotam a Média±SE de quatro animais

***Significativamente (p<0,05) diferente em comparação com os valores correspondentes após as diferentes vias de administração do medicamento**

A semi-vida de eliminação ($t_{1/2}\beta$) é o tempo necessário para que a concentração plasmática no organismo seja reduzida para metade (50 %). A semi-vida fornece um bom indicador do tempo necessário para atingir o estado estacionário após o início do regime de dosagem. A semi-vida de eliminação ($t_{1/2}\beta$) da amicacina em cabras após a administração múltipla I/V uma vez por dia no presente estudo foi de 4,75±0,12 h (1st dia) e de 4,88± 0,21 h (5th dia). A semi-vida de eliminação da amicacina em vitelos de vaca é mais ou menos semelhante a 3,09±0,27 h em vitelos de bovinos Saini e Shrivastava, (1998), em ovelhas em lactação 1,64±0,06 h Haritova, (2004) e 2,16±0,45 h em cabras Uppal *et al.,* (1992).

A semi-vida de distribuição ($t_{1/2\alpha}$) da amicacina em caprinos após a administração múltipla I/V uma vez por dia no presente estudo foi de 0,40±0,11 h (1st dia) e de 1,04± 0,49 h (5th dia). Estes valores são mais ou menos semelhantes aos valores registados em caprinos como 0,24 h Uppal *et al.,* (1997), 0,36 h em vitelos e 0,43 h em ovinos Carli *et al.,* (1990).

Os valores elevados de AUC e AUMC reflectem que a maior parte da área corporal é coberta pelas concentrações do fármaco. Os valores da AUC da amicacina em cabras após a administração I/V múltipla uma vez por dia no presente estudo foram 55,20±2,91(1st dia)µ g/ml.h e 63,93±3,68µ g/ml.h (5th dia), mas significativamente mais elevados em cabras 73,18µ g/ml.h Agrawal *et al,* (2001a), em ovelhas lactantes 94,09± 6,95µ g/ml.h Haritova, (2004) e em cães galgos 79,97 µg/ml.h Kukanich e Coetzee, (2007). Do mesmo modo, os valores AUMC da amicacina em cabras após a administração múltipla I/V uma vez por dia no presente estudo foram 370,55±20,85µ g/ml.h^2 (1st dia) e 450,05± 25,62µ g/ml.h^2 (5th dia).

O tempo médio de permanência (MRT) da amicacina no caprino após a administração múltipla I/V uma vez por dia no presente estudo foi de 6,65± 0,09h (1st dia) e 6,98± 0,17 h (5st dia).

Os valores do volume de distribuição (Vd_{area}) da amicacina em caprinos após a administração múltipla I/V uma vez por dia no presente estudo foram de 1,25±0,09 L/kg (1st dia) e 1,10±0,23 L/kg (5th dia). Um valor muito elevado de Vd_{area} obtido no presente estudo pode ser atribuído à ampla distribuição da amicacina no organismo, devido à sua natureza de base orgânica polar Carli *et al.,* (1990).

Os valores da depuração corporal total (Cl_B) da amicacina em caprinos após a administração múltipla I/V uma vez por dia no presente estudo foram 181,35±9,40 ml/kg/h (1st dia) e 161,81± 4,99 ml/kg/h (5th dia), enquanto que, após a administração múltipla I/V uma vez por dia.

3. Regime de dosagem

Foi registada uma concentração plasmática média de 1,0 - 4,0 µg/ml como concentração terapêutica mínima (CIM$_{90}$) de amicacina contra a maioria das bactérias gram positivas, gram negativas e atípicas Leroy *et al.,* (1978), Agrawal *et al., (*2001b). Tendo em conta os efeitos sinérgicos do sistema imunitário e outros factores *in vivo*, bem como para abranger a maioria dos organismos susceptíveis. Nesta discussão, foi tida em consideração a CIM$_{90}$ de 1,0 µg/ml de amicacina. A amicacina possui uma excelente atividade antibacteriana (CIM para 90% das estirpes testadas, ou seja, CIM$_{90}$ ≤ 2,0 µg/ml) contra os agentes patogénicos aeróbicos gram-negativos mais comuns, incluindo *E. coli*, *K. pneumoniae*, *Enterobacterspp* e *Brucella spp* (Shaffer *et al.,* 1953) e *Mycobacteria* (Suter, 1952). Assim, no presente estudo, o regime de dosagem foi derivado da CIM de 0,5, 1,0, 1,5, 2,0 e 2,5 µg/ml para a amicacina no intervalo de dosagem de 8, 10, 12 e 16 horas de administração de amicacina pela via I/V (Tabela 15).

A comparação dos regimes de dosagem calculados de amicacina para diferentes níveis terapêuticos (C$_p^{\infty}$ min =0,5, 1,0, 1,5, 2,0 e 2,5µ g/ml) em intervalos de dosagem de 8 h (τ) foi apresentada na Tabela 15. Observou-se que os dados calculados para a dose de manutenção (D$^{'}$) e a dose de carga (D) eram significativamente mais baixos em 5th dias de administração de amicacina em comparação com 1st dia de Cp min 0,5 µg/ml.

A comparação dos regimes de dosagem calculados de amicacina para diferentes níveis terapêuticos (C$_p^{\infty}$ min =0,5, 1,0, 1,5, 2,0 e 2,5µ g/ml) em intervalos de dosagem de 10 h (τ) foi apresentada na Tabela 15. Os dados calculados para a dose de manutenção (D$^{'}$) foram significativamente mais baixos em 5th dias de administração de amicacina em comparação com 1st dia de administração, exceto Cp min 0,5, 2,0, 2,5 µg/ml.

A comparação dos regimes de dosagem calculados de amicacina para diferentes níveis terapêuticos (C$_p^{\infty}$ min =0,5, 1,0, 1,5, 2,0 e 2,5µ g/ml) em intervalos de dosagem de 12 horas (τ) foi apresentada na

Tabela 15. Observou-se que os dados calculados para a dose de manutenção (D') e a dose de carga (D) eram significativamente mais baixos no 5.[oth] dia de administração de amicacina em comparação com o 1.[ost] dia, exceto para C_p min 1,0 μg/ml.

A comparação dos regimes de dosagem calculados de amicacina para diferentes níveis terapêuticos (C_p^∞ min =0,5, 1,0, 1,5, 2,0 e 2,5μ g/ml) em intervalos de dosagem de 16 horas (τ) foi apresentada no Quadro 15. Os dados calculados para a dose de manutenção (D') e a dose de carga (D) não foram significativos em 5th dias de administração de amicacina em comparação com 1st dia.

Tabela 15: Comparação dos regimes de dosagem calculados para a amicacina para administração I/V em caprinos saudáveis entre 1st e 5th dia

C_P^∞ min (μ g/ml)	τ (h)	Dose (mg/kg)	Regimes de dosagem	
			Primeiro dia	Quinto dia
0.5	8	D	1.99±0.10	1.72±0.08*
		D'	1.37±0.05	1.17±0.04*
	10	D	02.67±0.11	2.29±0.10
		D'	02.05±0.06	1.74±0.06
	12	D	03.58±0.12	3.05±0.11*
		D'	02.96±.08	2.49±0.10*
	16	D	06.42±0.14	5.40±0.23
		D'	05.80±0.11	4.84±0.24
1.0	8	D	3.99±0.19	3.44±0.16*
		D'	2.75±0.09	2.34±0.08*
	10	D	05.40±0.17	4.58±0.18
		D'	04.16±0.08	3.47±0.13*
	12	D	07.02±0.36	6.09±0.22
		D'	05.91±0.15	5.00±0.20

	16	D	12.84±0.29	10.79±0.46
		D'	11.59±0.23	9.69±0.47
1.5	8	D	5.99±0.29	5.16±0.24*
		D'	4.12±0.14	3.50±0.13*
	10	D	08.12±0.27	6.86±0.13
		D'	06.24±0.13	5.20±0.19*
	12	D	10.74±0.36	9.14±0.33*
		D'	08.87±0.23	7.48±0.29*
	16	D	19.27±0.44	16.19±0.68
		D'	17.40±0.34	14.53±0.71
2.0	8	D	7.99±0.38	6.88±0.32*
		D'	5.50±0.19	4.67±0.17*
	10	D	10.70±0.43	9.15±0.36
		D'	08.20±0.25	6.94±0.25
	12	D	14.32±0.48	12.17±0.45*
		D'	11.83±0.31	9.97±0.38*
	16	D	25.67± 0.58	21.59±0.11
		D'	23.20±0.45	19.38±0.94
2.5	8	D	9.99±0.48	8.60±0.40*
		D'	6.87±0.24	5.84±0.21*
	10	D	13.37±0.54	11.44±0.45
		D'	10.25±0.31	8.68±0.32
	12	D	17.90±0.60	15.22±0.56*
		D'	14.79±0.39	12.46±0.48*
	16	D	32.12±0.73	26.99±1.14
		D'	28.99±0.56	24.22±1.18

Os valores denotam a Média±SE de quatro animais

*Significativamente (p<0,05) diferente em comparação com os valores correspondentes após as diferentes vias de administração do medicamento

IV. Estudos farmacocinéticos comparativos da amicacina após administração I/M em caprinos saudáveis entre 1st e 5th dia

1. Níveis plasmáticos

O gráfico de semilogaritmo dos níveis plasmáticos de amicacina em função do tempo após a administração de uma dose múltipla diária I/M de amicacina apresentou uma fase única em 1st e 5th dia de administração do fármaco e os dados obtidos foram adequadamente descritos por um modelo aberto de um compartimento no presente estudo. Após uma dose múltipla I/M diária de amicacina em cabras saudáveis, o pico médio da concentração plasmática às 4 h foi de 18,15± 0,69 µg/ml (1 dia) e 19,84±0.60 µg/ml (5 dias) e a amicacina foi detectada de 0,042 a 24 h com uma concentração plasmática média de 00,24± 0,02 a 00,27± 0,02µ g/ml (1st dia) & 00,33±0,03 a 00,33±0,02 µg/ml (5th dia), respetivamente. As concentrações plasmáticas comparativas de amicacina em cabras saudáveis após I/M são apresentadas no Quadro 16 e na Fig. 2. O fármaco foi detetável até 24 h. A concentração terapêutica mínima ($\geq$ 1,0µ g/ml) de amicacina foi mantida de 0,042 a 24 h em ambos os 1st e 5th dias de administração de amicacina. As concentrações plasmáticas significativamente mais elevadas do fármaco apareceram de 0,083 a 24 h em 5th dias de administração de amicacina em comparação com 1st dia de administração de amicacina.

Tabela 16: Comparação das concentrações plasmáticas (µg/ml) de amicacina para administração I/M em caprinos saudáveis entre 1st e 5th dia

	Concentração plasmática de amicacina (μ g.ml)$^{-1}$	
Tempo (hr)	**Ist Dia**	**5th Dia**
0.042	00.24± 0.02	00.33±0.03
0.083	01.10± 0.28	01.37±0.28*
0.166	02.05± 0.42	02.50±0.43*
0.25	04.05± 0.19	04.95±0.25*
0.50	06.75± 0.32	07.95±0.44*
0.75	08.45± 0.20	09.42±0.22*
1	10.05±0.19	11.03±0.17*
1.5	11,46± 0,46	12.96±0.73*
2	12,89± 0,73	18.15±0.69*
4	18,15± 0,69	19.78±0.65*
6	13,10± 0,60	14.35±0.94*
8	05.43± 0.29	06.33±0.22*

| 12 | 02.25± 0.12 | 02.88±0.15* |
| 24 | 00.**27±0**.02 | 00.33±0.02* |

Os valores denotam a Média±SE de quatro animais
***Significativamente (p<0,05) diferente em comparação com os valores correspondentes após as diferentes vias de administração do medicamento**

Os resultados parecem dever-se ao provável aumento do débito cardíaco e do fluxo sanguíneo para os músculos, o que levou a que as moléculas do fármaco se deslocassem mais rapidamente do seu local de deposição para a circulação sanguínea (Kume e Garg, 1986).

2. Parâmetros cinéticos

Após a administração múltipla I/M uma vez por dia, a semi-vida de eliminação da amicacina foi de 3,57±0,13 h (1st dia) e 3,80±0,10 h (5th dia). A semi-vida de eliminação da amicacina em vitelos de vaca é mais ou menos semelhante a 3,09±0,27 h em vitelos de bovino Saini e Shrivastava, (1998), em ovelhas em lactação 1,64±0,06 h Haritova, (2004) e 2,16 h em cabras Uppal *et al.*, (1992).

A meia-vida de distribuição ($t_{1/2\alpha}$) da amicacina, após a administração múltipla I/M uma vez por dia, a meia-vida de absorção da amicacina foi de 1,21±0,11 h (1st dia) e 1,06±0,03 h (5th dia). Estes valores são mais ou menos semelhantes aos valores registados em cabras (0,24 h), Uppal *et al.* (1997), 0,36 h em vitelos e 0,43 h em ovelhas (Carli *et al.*, 1990).

Após a administração múltipla I/M uma vez por dia, os valores AUC da amicacina foram 131,75± 3,39µ g/ml.h (1st dia) e 154,28± 4,63µ g/ml.h (5th dia), mas significativamente mais elevados em cabras 73,18µ g/ml.h Agrawal *et al,*(2001), em ovelhas lactantes 94,09± 6,95µ g/ml.h Haritova,(2004) e em cães galgos 79,97 µg/ml.h Kukanich e Coetzee, (2007). Do mesmo modo, após a administração múltipla I/M uma vez por dia, os valores AUMC da amicacina foram 626,30± 15,39µ g/ml.h^2 (1st dia) e 920,55± 23,94µ g/ml.h^2 (5th dia).

Após a administração múltipla de I/M uma vez por dia, os valores de MRT da amicacina foram 5,90± 0,15h (1st dia) e 5,98± 0,09 h (5th dia), o que é mais do que 4,67± 0,19 h de Agrawal *et al.*, (2001a) e quase o mesmo que 2,27 h de Kathryn *et al.*, (1995). Este facto contrasta com o de Witchel *et al.* (1992), que registaram valores mais elevados de AUC, AUMC e MRT em potros doentes após a administração de amicacina.

Após a administração múltipla de I/M uma vez por dia, os valores de Vd$_{area}$ da amicacina foram 392,10±22,67L/kg (1st dia) e 356,98±19,28 L/kg (5th dia). Este valor em vitelos de vaca saudáveis é mais elevado do que em vitelos de bovino Carli *et al.*, (1990). Um valor muito elevado de Vd$_{area}$ obtido no presente estudo pode ser atribuído à ampla distribuição da amicacina no organismo devido à sua natureza de base orgânica polar Carli *et al.*, (1990). Após a administração múltipla I/M uma vez por dia, os valores de Cl$_B$ da amicacina foram 76,06± 1,90 ml/kg/h (1st dia) e 64,98±1,86 ml/kg/h (5th dia).

O quadro 17 revela a comparação dos parâmetros cinéticos da amicacina após a administração I/M em cabras saudáveis. Observam-se valores significativamente mais elevados da constante da taxa de absorção (A'), da área sob a curva (AUC), da área sob a curva do primeiro momento (AUMC), da concentração plasmática máxima (C$_{max}$) e da depuração corporal total (Cl$_B$) no dia 5th de administração de amicacina, em comparação com o dia 1st de administração de amicacina. Todos os outros parâmetros cinéticos diferem de forma não significativa entre 1st e 5th dias de administração de amicacina.

Quadro 17: Comparação dos parâmetros cinéticos da amicacina para administração I/M em cabras saudáveis entre 1st e 5th dia

	Parâmetros cinéticos da amicacina	
Parâmetro (Unidade)	**1st dia**	**5th dia**
A' (µ g/ml)	36,91± 1,79	40.01±1.95*
B (µ g/ml)	27,66± 2,83	26.62±1.98
Ka (h)$^{-1}$	0.62±0.09	0.66 ±0.02
t$_{1/2}$ Ka (h)	1,21± 0,11	1.06 ±0.03
β (h)$^{-1}$	0,19± 0,01	0.18 ±0.00
t$_{1/2}$β (h)	3,57± 0,13	3.80 ±0.10
AUC (µ g/ml.h)	131,75± 3,39	154.28±4.63*
AUMC (µ g/ml.h)^2	626,30± 155,39	920.55±23.94*
MRT (h)	5.90±0.15	5.98±0.09

Vd$_{area}$ (L/kg)	0.39±0.22	0.36±0.19
Cl$_B$ (ml/kg/h)	76.06 ±1.90	64.98±1.86*
C$_{max}$ (µ g/ml)	18.15±0.69	19.78±0.65*
T$_{max}$ (h)	4.00±0.00	4.00±0.00

Os valores denotam a Média ± SE de quatro animais

***Significativamente (p<0,05) diferente em comparação com os valores correspondentes após as diferentes vias de administração do medicamento**

Observou-se que a eliminação da amicacina foi alterada pela primeira e última dose, o que desempenha um papel importante na diminuição da depuração corporal dos fármacos, incluindo a amicacina, que é amplamente eliminada pela via renal. Do mesmo modo, observou-se um valor mais baixo da depuração corporal total (Cl$_B$) em cabras (2,34±0,17 ml/kg/min) Agrawal *et al.*,(2001a) e também em camelos (0,97 ml/kg/min) Wasfi *et al.*,(1999) após administração I/M, em cães (2,66 ml/kg/min) Baggot *et al,* (1985) e em vitelos de vaca 0,09±0,00 L/kg/h em condições normais, que é superior ao de condições febris 0,05±0,01 L/kg/h após administração I/V de amicacina Saini e Shrivastava, (1997).

Esta diferença nos valores de Cl$_B$ entre as várias espécies de animais indica que a diferença nas suas taxas de filtragem glomerular da amicacina, que é uma base orgânica polar e, por conseguinte, está fracamente ligada às proteínas séricas e é excretada inalterada na urina por filtragem glomerular, tal como sustentado por Carli *et al.* (1990).

3. Regime de dosagem

A comparação dos regimes de dosagem calculados de amicacina para diferentes níveis terapêuticos (C$_p^\infty$ min=0,5, 1,0, 1,5, 2,0 e 2,5µ g/ml) em intervalos de dosagem de 8 h (τ) foi apresentada na Tabela 18. Os dados calculados para a dose de manutenção (D')e a dose de carga foram significativamente mais elevados no 1.[oth] dia de administração de amicacina em comparação com o 5.[oth] dia de administração de Cp min 0,5, 1,0, 1,5, 2,0, µg/ml de amicacina pela via I/M (Tabela 18).

A comparação dos regimes de dosagem calculados de amicacina para diferentes níveis terapêuticos (C$_p^\infty$ min=0,5, 1,0, 1,5, 2,0 e 2,5µ g/ml) em intervalos de dosagem de 10 h (τ) foi apresentada na Tabela

18. Os dados calculados para a dose de manutenção (D')e a dose de carga (D) foram significativamente mais baixos no 1.[oth] dia de administração de amicacina em comparação com o 5.[oth] dia de administração de Cp^{∞} min 0,5, 1,0, 1,5, 2,0, 2,5 µg/ml de amicacina para a via I/M (Tabela 18).

A comparação dos regimes de dosagem calculados de amicacina para diferentes níveis terapêuticos (C_p^{∞} min=0,5, 1,0, 1,5, 2,0 e 2,5µ g/ml) em intervalos de dosagem de 12 h (τ) foi apresentada na Tabela 18. Os dados calculados para a dose de manutenção (D')e a dose de carga (D) foram significativamente mais elevados no 1.[oth] dia de administração de amicacina em comparação com o 5.[oth] dia de administração de Cp min 0,5, 1,0, 1,5, 2,0, 2,5 µg/ml de amicacina pela via I/M (Tabela 18).

A comparação dos regimes de dosagem calculados de amicacina para diferentes níveis terapêuticos (C_p^{∞} min=0,5, 1,0, 1,5, 2,0 e 2,5µ g/ml) em intervalos de dosagem de 16 horas (τ) foi apresentada na Tabela 18. Os dados calculados para a dose de manutenção (D')e a dose de carga (D) foram significativamente mais elevados no 1.[oth] dia de administração de amicacina em comparação com o 5.[oth] dia de administração de Cp min 1,0, 1,5, 2,0, 2,5 µg/ml de amicacina pela via I/M (Tabela 18).

Tabela 18: **Comparação dos regimes de dosagem calculados para a amicacina após administração I/M em cabras saudáveis entre 1st e 5th dia**

C_P^{∞} min (µ g/ml)	τ (h)	Dose (mg/kg)	Regimes de dosagem	
			Primeiro dia	Quinto dia
0.5	8	D	0.92±0.02	0.77±0.013*
		D'	0.72±0.02	0.59±0.00*
	10	D	1.34±.04	1.10±.01*
		D'	1.15±.04	0.92±0.06*
	12	D	1.98±0.08	1.59±0.09*
		D'	1.78±0.94	1.42±0.01*
	16	D	4.31±0.29	3.37±0.09
		D'	4.11±0.30	3.14±0.08

1.0	8	D	1.83±0.04	1.53±0.02*
		D'	1.43±0.04	1.18±0.01*
	10	D	2.69±0.085	2.22±0.19*
		D'	2.30±0.098	1.86±0.01*
	12	D	3.96±0.17	3.20±0.02*
		D'	3.57±0.189	2.84±0.32*
	16	D	8.63±0.59	6.65±0.16*
		D'	8.23±0.61	6.29±0.17*
1.5	8	D	2.74±0.06	2.30±0.04*
		D'	2.15±0.07	1.77±0.13*
	10	D	4.04±0.13	3.32±0.03*
		D'	3.45±0.15	2.79±0.16*
	12	D	5.95±0.26	4.79±0.03*
		D'	5.36±0.28	4.26±0.05*
	16	D	12.94±0.89	9.95±0.21*
		D'	12.35±0.91	9.43±0.26*
2.0	8	D	3.66±0.08	3.07±0.53*
		D'	2.87±0.09	2.36±0.01*
	10	D	5.38±0.17	4.43±0.03*
		D'	4.60±0.20	3.72±0.01*
	12	D	7.95±0.36	6.39±0.36*
		D'	7.15±0.38	5.68±0.64*
	16	D	17.23±1.17	13.29±0.31*
		D'	16.47±1.22	12.58±0.35*
2.5	8	D	4.57±0.10	3.84±0.68
		D'	3.59±0.12	3.20±0.12
	10	D	6.73±0.21	5.54±0.05*
		D'	5.75±0.25	4.65±0.03*

	12	D	9.92±0.43	7.98±0.50*
		D'	8.94±0.47	7.09±0.08*
	16	D	21.57±1.48	17.22±0.65*
		D'	20.59±1.53	15.72±0.43*

Os valores denotam a Média±SE de quatro animais

***Significativamente (p<0,05) diferente em comparação com os valores correspondentes após as diferentes vias de administração do medicamento**

Todos os dados calculados para as doses de manutenção (D_0) para diferentes níveis terapêuticos em diferentes intervalos de dosagem (τ) foram significativamente mais baixos nas doses de carga (D^*) até 16 h, 5th dias de administração de amicacina em comparação com 1st dia de administração de amicacina pela via I/M (Quadro 18). Estes valores calculados são inferiores aos das cabras [$C_p^{\,0}$ min (CIM) = 1,0 µg/ml], doses de carga (D^*) e de manutenção (D_0) de 7,4 mg e 7,0 mg/kg com um intervalo de 8 h (Agrawal *et al.*, 2001) e em vitelos saudáveis (D^*s =13 & D_0 s = 12 mg/kg bwt) {Saini e Srivastava (1998)}.

Concentração de drogas na urina

Tabela 19: **Comparação das concentrações na urina (µg/ml) de amicacina para administração I/V em cabras saudáveis entre 1st e 5th dia**

Concentração de amicacina na urina (μ g.ml)$^{-1}$		
TEMPO(hr)	**I[st] Dia**	**5th DIA**
0.042	1.47±0.16	1.92±0.01*
0.083	18.50±0.21	19.01±0.03*
0.166	36.25±0.46	39.61±0.27
0.25	52.38±0.80	56.68±0.56
0.50	75.83±1.71	78.16±1.18*
0.75	83.12±1.02	86.30±1.59*
1	119.17±0.39	132.01±0.38*

1.5	111.88±0.31	103.59±2.26
2	90.44±0.58	97.97±0.99
4	87.67±1.17	88.05±0.95
6	75.75±1.54	82.61±0.57
8	57.05±2.58	69.07±1.29
12	43.73±2.41	48.38±2.74*
24	6.86±0.12	9.33±0.16

Os valores são expressos como média ± SE de quatro animais em cada grupo.

Os valores com diferentes sobrescritos em letra minúscula diferem significativamente na linha, respetivamente (p<0,05).

Após uma dose múltipla I/V diária de amicacina em cabras saudáveis, a concentração média na urina a 2,5 minutos foi de 1,47±0,16 µg/ml (1st dia) e 1,92±0,01 µg/ml (5th dia) e a amicacina foi detectada até 24 horas com uma concentração média na urina deµ g/ml (1st dia) 6,86±0,12 e 9,33±0,16 µg/ml (5th dia). A concentração significativamente mais elevada do fármaco na urina apareceu em 0,042, 0,083, 0,50, 0,75, 1,00 e 12 h no 5th dia de administração de amicacina ou em comparação com 1st dia de administração de amicacina na tabela 20 .

Tabela 20: **Comparação das concentrações na urina (µg/ml) de amicacina para administração I/M em cabras saudáveis entre 1st e 5th dia**

Concentração de amicacina na urina (μ g.ml)$^{-1}$		
TEMPO(hr)	**Ist Dia**	**5th DIA**
0.042	1.38±0.03	1.50±0.19*
0.083	19.03±0.42	20.24±0.35*
0.166	38.15±0.37	38.65±0.33*
0.25	47.60±0.49	48.48±0.28
0.50	74.10±1.97	74.33±2.02*
0.75	98.40±0.81	97.58±2.27*

1.0	102.64±1.29	104.03±1.85*
1.5	118.25±0.64	127.55±1.04
2	105.34±0.41	103.36±1.22*
4	95.80±0.63	92.22±0.79
6	65.98±1.87	68.83±0.94*
8	57.13±0.73	51.33±0.38
12	32.81±0.85	37.19±1.18*
24	5.79±0.31	8.78±0.33

Os valores são expressos como média ± SE de quatro animais em cada grupo.

Os valores com diferentes sobrescritos em letra minúscula diferem significativamente na linha, respetivamente (p<0,05).

O gráfico de semilogaritmo dos níveis plasmáticos de amicacina em função do tempo após a administração de uma dose múltipla diária I/M de amicacina apresentou uma fase única em 1st e 5th dia de administração do fármaco e os dados obtidos foram adequadamente descritos pelo modelo aberto de um compartimento no presente estudo. Fig 4 Após a administração múltipla de amicacina uma vez por dia em cabras saudáveis, o pico médio de concentração na urina às 1,5 h foi de 118,25±0,64 µg/ml (1st dia) &127,55±1.04 µg/ml (5th dia) e a amicacina foi detectada de 0,042 a 24 h com uma concentração média na urina de 1,38±0,03 a 1,50±0,19µ g/ml (1st dia) &5,79±0,31 a 8,78±0,33 µg/ml (5th dia), respetivamente. A concentração significativamente mais elevada do fármaco na urina apareceu a 0,042, 0,083, 0,166, 0,50, 0,75, 1,0, 2,0, 6,0 e 12,0 h no 5th dia de administração de amicacina ou em comparação com 1st dia de administração de amicacina.

Estudo de segurança renal da amicacina em caprinos saudáveis

Neste estudo, a lesão renal induzida pela amicacina foi avaliada pela presença de cilindros tubulares e proteínas na urina, diminuição da gravidade específica da urina e aumento das concentrações séricas de creatinina e azoto ureico (Frazier *et al.*, 1986; Grauer *et al.*, 1994; Revers *et al.*, 1996).

I. Parâmetros hematológicos

A comparação dos parâmetros hematológicos da amicacina nos dias 0, 1st, 2nd, 3rd, 4th, 5th, 6th e 7th do estudo de segurança renal em cabras é apresentada no (Quadro 29).

Revela que os valores médios do teor de hemoglobina dos animais do dia 0 ao dia 7th da colheita de sangue foram 10,31±0,12, 10,22±0,11, 10,30±0,08, 10,36±0,05, 10,32±0,03, 10,35±0,06, 10,29±0,06 e 10,22±0,13g%. Os valores médios da contagem total de leucócitos dos animais do dia 0 ao dia 7th da colheita de sangue foram 8,65±0,70, 9,03±0,82, 8,81±0,74, 8,88±0,77, 9,03±0,38, 9,29±0,36, 9,30±0,36, 8,78±0,66 e 8,97±0,32 10^{-3} μl^{-1} . Os valores médios do teor de neutrófilos dos animais do dia 0 ao dia 7th da colheita de sangue foram 40,50±0,95, 40,75±0,47, 40,50±0,64, 40,50±0,28, 41,50±0,28, 41,50±0,28, 41,75±0,25 e 41,00±0,21 %. Os valores médios do teor de linfócitos dos animais do dia 0 ao dia 7th da colheita de sangue foram 55,00±1,08, 55,25±1,37, 52,25±1,65, 54,25±1,37, 53,25±1,31, 56,00±1,47, 54,25±1,65 e 54,75±0,47 %. Os valores médios do teor de monócitos dos animais do dia 0 ao dia 7th da colheita de sangue foram 1,00±0,40, 1,00±0,40, 1,00±0,00, 1,00±0,40,1,00±0,00, 1,00±0,00, 0,75±0,25e 1,00±0,00%. Os valores médios do teor de eosinófilos dos animais do dia 0 ao dia 7th da colheita de sangue foram 1,00±0,40, 1,25±0,25, 1,50±0,28, 1,00±0,40, 0,75±0,25, 1,50±0,28, 1,00±0,40 e 0,75±0,25%. Os valores médios do teor de basófilos dos animais do dia 0 ao dia 7th da colheita de sangue foram 00,25±0,25, 00,25±0,25, 00,25±0,25, 00,75±0,48, 00,50±0,28, 0,50±0,28, 0,50±0,28 e 00,50±0,28%. Os valores médios do teor de PCV dos animais do dia 0 ao dia 7th da colheita de sangue foram 32,75±0,47, 32,50±0,64, 33,00±0,57, 32,00±0,40,33,00±0,57, 32,00±0,40, 33,00±0,40 e 32,50±0,29 %. Todos os parâmetros hematológicos foram considerados não significativos em comparação com o dia 0 (sem administração de amicacina).

Tabela 21: Concentração de hemoglobina de 0 a 7th dia após a administração I/V repetida de amicacina em cabras saudáveis

Dias	Animais de laboratório				
	G1	G2	G3	G4	Média ± SE
0	10.50	10.50	10.00	10.24	10.31±0.12
1	10.00	10.51	10.30	10.31	10.22±0.11
2	10.1	10.51	10.30	10.31	10.30±0.08
3	10.3	10.52	10.32	10.31	10.36±0.05
4	10.25	10.4	10.35	10.30	10.32±0.03
5	10.41	10.30	10.20	10.50	10.35± 0.06
6	10.13	10.42	10.31	10.32	10.29±0.06
7	10	10.5	10	10.4	10.22±0.13

Tabela 22: **Percentagem de PCV de 0 a 7th dia após a administração repetida de amicacina por via intravenosa em cabras saudáveis**

Dias	Animais de laboratório				
	G1	G2	G3	G4	Média ± SE
0	33	32	32	34	33.75±0.47
1	31	33	32	34	32.50±0.64
2	34	32	32	34	33.00±0.57
3	33	31	32	32	32.00±0.40
4	32	33	34	33	33.00±0.57
5	32	31	33	32	32.00±0.40
6	33	32	33	34	33.00±0.40
7	33	32	33	32	32.50±0.28

Tabela 23: Contagem total de leucócitos na concentração de 0 a 7th dia após a administração I/V repetida de amicacina em cabras saudáveis

Dias	Animais de laboratório				
	G1	G2	G3	G4	Média ± SE
0	8	9.5	7	10.1	8.65±0.70
1	8.32	9.8	7.12	10.9	9.03±0.82
2	8.32	9.21	7.12	10.61	8.81±0.73
3	7.84	9.42	7.46	10.81	8.88±0.76
4	8.6	9.52	8.2	9.82	9.03±0.38
5	9.6	9.8	8.21	9.6	9.30±0.36
6	8.38	9.21	7.19	10.34	8.78±0.66
7	8.4	9.2	8.5	9.8	8.97±0.32

Tabela 24: Percentagem de linfócitos de 0 a 7th dia após a administração repetida de amicacina por via intravenosa em cabras saudáveis

Dias	Animais de laboratório				
	G1	G2	G3	G4	Média ± SE
0	55	57	52	56	55.00±1.08
1	57	52	58	54	55.25±1.37
2	52	57	59	53	52.25±1.65
3	57	51	53	56	54.25±1.37
4	55	51	51	56	53.25±1.31
5	59	52	57	56	56.00±1.47
6	56	51	52	58	54.25±1.65

7	54	56	55	54	54.75±0.47

Tabela 25: Percentagem de monócitos de 0 a 7th dia após a administração I/V repetida de amicacina em cabras saudáveis

Dias	Animais de laboratório				
	G1	G2	G3	G4	Média ± SE
0	1	2	0	1	1.00±0.40
1	1	2	0	1	1.00±0.40
2	1	1	1	1	1.00±0.00
3	2	1	1	0	1.00±0.40
4	1	1	1	1	1.00±0.00
5	1	1	1	1	1.00±0.00
6	1	1	0	1	0.75±0.25
7	1	1	1	1	1.00±0.00

Tabela 26: Percentagem de eosinófilos de 0 a 7th dia após a administração repetida de amicacina por via intravenosa em cabras saudáveis

Dias	Animais de laboratório				
	G1	G2	G3	G4	Média ± SE
0	1	2	1	0	1.00±0.40
1	1	2	1	1	1.25±0.25
2	1	2	2	1	1.5±0.28
3	0	1	1	2	1.00±0.40
4	0	1	1	1	0.75±0.25
5	2	1	2	1	1.50±0.28
6	1	0	2	1	1.00±0.40

| 7 | 1 | 1 | 0 | 1 | 0.75±0.25 |

Tabela 27: **Percentagem de basófilos de 0 a 7th dia após a administração I/V repetida de amicacina em cabras saudáveis**

Dias	Animais de laboratório				
	G1	G2	G3	G4	Média ± SE
0	0	0	0	1	0.25±0.25
1	0	1	0	0	0.25±0.25
2	0	0	1	0	0.25±0.25
3	2	0	0	1	0.75±0.40
4	1	1	0	0	0.50±0.28
5	1	0	0	1	0.50±0.28
6	0	1	1	0	0.50±0.28
7	1	0	0	1	0.50±0.28

Tabela 28: **Percentagem de neutrófilos de 0 a 7th dia após a administração repetida de amicacina por via intravenosa em cabras saudáveis**

Dias	Animais de laboratório				
	G1	G2	G3	G4	Média ± SE
0	38	42	40	42	40.50±0.95
1	40	41	40	42	40.75±0.47
2	40	42	41	39	40.50±0.64
3	40	41	41	40	40.50±0.28
4	42	39	41	44	41.50±0.28
5	41	42	42	41	41.50±0.28
6	42	41	42	42	41.75±0.25
7	41	41	40	42	41.00±0.21

Tabela 29: Comparação dos parâmetros hematológicos da amicacina nos dias 0, 1th, 2nd, 3rd, 4th, 5, 6th e 7th após a administração I/V repetida em cabras para o estudo da segurança renal

Parâmetro	0 dia	1st Dia	2nd Dia	3rd Dia	4th Dia	5th Dia	6th dia	7th dia
Hb (g.dl)[-1]	10.31 ±0.12	10.22 ±0.11	10.30 ±0.08	10.36 ±0.05	10.32 ±0.03	10.35 ±0.06	10.29 ±0.06	10.22 ±0.13
PCV (%)	32.75 ±0.47	32.50 ±0.64	33.00 ±0.57	32.00 ±0.40	33.00 ±0.57	32.00 ±0.40	33.00 ±0.40	32.50 ±0.28
TLC (10[3.] μl)[-1]	8.65 ±0.70	9.03 ±0.82	8.81 ±0.73	8.88 ±0.76	9.03 ±0.38	9.30 ±0.36	8.78 ±0.66	8.97 ±0.32
Linfócitos (%)	55.00 ±1.08	55.25 ±1.37	55.25 ±1.65	54.25 ±1.37	53.25 ±1.31	56.00 ±1.47	54.25 ±1.65	54.75 ±0.47
Monócitos (%)	1.00 ±0.40	1.00 ±0.40	1.00 ±0.00	1.00 ±0.40	1.00 ±0.00	1.00 ±0.00	0.75 ±0.25	1.00 ±0.00
Eosinófilos (%)	1.00 ±0.40	1.25 ±0.25	1.50 ±0.28	1.00 ±0.40	0.75± 0.25	1.50 ±0.28	1.00 ±0.40	0.75 ±0.25
Basófilos (%)	0.25 ±0.25	0.25 ±0.25	0.25 ±0.25	0.75 ±0.47	0.50 ±0.28	0.50 ±0.28	0.50 ±0.28	0.50 ±0.28
Neutrófilos (%)	40.50 ±0.95	40.75 ±0.47	40.50 ±0.64	40.50 ±0.28	41.50 ±0.28	41.50 ±0.28	41.75 ±0.25	41.00 ±0.21

Os valores são expressos como média ± SE de quatro animais em cada grupo
Os valores com diferentes sobrescritos em letra minúscula diferem significativamente na linha, respetivamente (p<0,05).

Tabela 30: Concentração de hemoglobina de 0 a 7th dia após a administração repetida de amicacina por via intravenosa em cabras saudáveis

Dias	Animais de laboratório				
	G1	G2	G3	G4	Média ± SE
0	10.5	10.0	10.2	10.5	10.30±0.12
1	10.5	10.1	10.21	10.5	10.32±0.10
2	10.54	10.11	10.24	10.51	10.35±0.10
3	10.6	10.11	10.25	10.51	10.37±0.10
4	10.61	10.2	10.25	10.53	10.39±0.10
5	10.65	10.24	10.3	10.55	10.43±0.09

| 6 | 10.55 | 10.21 | 10.23 | 10.52 | 10.37±0.09 |
| 7 | 10.5 | 10.6 | 10.3 | 10.45 | 10.46±0.06 |

Tabela 31: Percentagem de PCV de 0 a 7th dia após a administração repetida de amicacina por via intravenosa em cabras saudáveis

Dias	Animais de laboratório				
	G1	G2	G3	G4	Média ± SE
0	35	32	30	30	31.75±1.18
1	34	30	29	30	30.75±1.10
2	32	31	30	31	31.00±0.40
3	31	31	31	32	31.25±0.25
4	31	32	32	32	31.75±0.25
5	32	32	31	33	32.00±0.40
6	32	33	33	32	32.50±0.40
7	31	32	31	32	31.50±0.28

Tabela 32: Contagem total de leucócitos de 0 a 7th dia após a administração repetida de amicacina por via intravenosa em cabras saudáveis.

Dias	Animais de laboratório				
	G1	G2	G3	G4	Média ± SE
0	8.00	8.56	7.00	9.96	8.38±0.61
1	8.21	9.20	7.31	10.6	8.83±0.70
2	8.27	9.20	7.10	10.6	8.79±0.73
3	7.85	9.45	7.45	10.8	8.88±0.77
4	8.60	9.50	8.17	9.83	9.03±0.38

5	9.80	9.90	8.20	9.54	9.36±0.39
6	8.3	9.26	7.26	10.61	8.85±0.71
7	8.5	9.25	9.5	8.5	8.93±0.25

Tabela 33: Percentagem de linfócitos de 0 a 7th dia após a administração repetida I/M de amicacina em cabras saudáveis

Dias	Animais de laboratório				
	G1	G2	G3	G4	Média ± SE
0	60	52	55	60	56.75±1.97
1	58	50	55	58	55.25±1.88
2	50	56	53	54	53.25±1.25
3	57	50	53	56	54.00±1.58
4	60	52	54	52	54.50±1.89
5	59	53	56	57	56.25±1.25
6	60	55	52	56	55.75±1.65
7	58	57	55	51	55.75±1.65

Tabela 34: Percentagem de monócitos de 0 a 7th dia após a administração repetida de amicacina por via intravenosa em cabras saudáveis

Dias	Animais de laboratório				
	G1	G2	G3	G4	Média ± SE
0	1	0	1	1	0.75±0.25
1	1	1	1	0	0.75±0.25
2	1	1	1	1	1.00±0.00
3	2	1	1	0	1.00±0.40

4	1	2	1	0	1.00±0 .40
5	1	2	1	1	1.25±0.25
6	1	2	0	2	1.25±0.47
7	2	1	1	1	1.25±0.25

Tabela 35: Percentagem da concentração de eosinófilos de 0 a 7th dia após a administração repetida de amicacina por via intravenosa em cabras saudáveis

Dias	Animais de laboratório				
	G1	G2	G3	G4	Média ± SE
0	2	1	1	0	1.00±0.40
1	2	1	0	1	1.00±0.40
2	1	1	2	1	1.25±0.25
3	0	1	1	2	1.00±0.40
4	2	1	1	0	1.00±0.40
5	1	2	1	1	1.25±0.25
6	1	0	1	2	1.00±0.40
7	1	1	1	1	1.00±0.00

Tabela 36: Percentagem de basófilos na concentração de 0 a 7th dia após a administração repetida de amicacina por via intravenosa em cabras saudáveis

Dias	Animais de laboratório				
	G1	G2	G3	G4	Média ± SE
0	0	1	0	1	0.50±0.28
1	0	0	1	1	0.50±0.28
2	0	1	1	1	0.75±0.25

3	1	1	0	1	0.75±0.25
4	1	0	1	0	0.50 ±0.28
5	0	1	1	0	0.50 ±0.28
6	0	1	0	1	0.50 ±0.28
7	1	0	1	0	0.50 ±0.28

Tabela 37: Percentagem da concentração de neutrófilos de 0 a 7th dia após a administração repetida de amicacina por via intravenosa em cabras saudáveis

Dias	Animais de laboratório				
	G1	G2	G3	G4	Média ± SE
0	40	41	41	40	40.50±0.28
1	38	40	41	39	39.50±0.64
2	39	41	40	39	39.75±0.47
3	40	42	40	40	40.50±0.50
4	38	40	42	39	39.75±0.47
5	41	39	42	38	40.50±0.50
6	39	41	42	42	41.00±0.70
7	40	42	41	42	41.25±0.47

Tabela 38: Comparação dos parâmetros hematológicos de 0 a 7th dias após a administração repetida de amicacina por via intravenosa em cabras saudáveis

Parâmetro	0 dia	1st Dia	2nd Dia	3rd Dia	4th Dia	5th Dia	6th dia	7th dia
Hb (g.dl)$^{-1}$	10.30 ±0.12	10.32 ±0.10	10.35 ±0.10	10.37 ±0.10	10.39 ±0.10	10.43 ±0.09	10.37 ±0.09	10.46 ±0.06
PCV (%)	31.75 ±1.18	30.75 ±1.10	31.00 ±0.40	31.25 ±0.25	31.75 ±0.25	32.00 ±0.40	32.50 ±0.28	31.50 ±0.28

TLC $(10^3 \cdot \mu l)^{-1}$	8.38 ±0.61	8.83 ±0.70	8.79 ±0.73	8.88 ±0.76	9.03 ±0.38	9.36 ±0.39	8.85 ±0.71	8.93 ±0.25
Linfócitos (%)	56.75 ±1.97	55.25 ±1.88	53.25 ±1.25	54.00 ±1.58	54.50 ±1.89	56.25 ±1.25	55.75 ±1.65	55.75 ±1.65
Monócitos (%)	0.75 ±0.25	0.75 ±0.25	1.00 ±0.00	1.00 ±0.40	1.00 ±0.40	1.25 ±0.25	1.25 ±0.47	1.25 ±0.25
Eosinófilos (%)	1.00 ±0.40	1.00 ±0.40	1.25 ±0.25	1.00 ±0.40	1.00 ±0.40	1.25 ±0.25	1.00 ±0.40	1.00 ±0.00
Basófilos (%)	0.50 ±0.28	0.50 ±0.28	0.75 ±0.25	0.75 ±0.25	0.50 ±0.28	0.50 ±0.28	0.50 ±0.28	0.50 ±0.28
Neutrófilos (%)	40.50 ±0.28	39.50 ±0.64	39.75 ±0.47	40.50 ±0.50	39.75 ±0.47	40.50 ±0.50	41.00 ±0.70	41.25 ±0.47

Os valores são expressos como média ± SE de quatro animais em cada grupo.

Os valores com diferentes sobrescritos em letra minúscula diferem significativamente na linha, respetivamente (p<0,05).

A comparação dos parâmetros hematológicos da amicacina nos dias 0, 1st, 2nd, 3rd, 4th, 5th, 6th e 7th do estudo de segurança renal em caprinos após administração repetida de I/M é apresentada no Quadro 38 e revela que os valores médios do teor de hemoglobina dos animais do dia 0 ao dia 7th da colheita de sangue foram 10.30±0,12, 10,32±0,10, 10,35±0,10, 10,37±0,10, 10,39±0,10, 10,43±0,09, 10,37±0,09 e 10,46±0,06 g%. Os valores médios da contagem total de leucócitos dos animais do dia 0 ao dia 7th da colheita de sangue foram 8,38±0,61, 08,83±0,70, 08,79±0,74, 08,89±0,77, 09,03±0,39, 09,36±0,39, 8,85±0,71 e 8,93±0,25, 10^{-3} μl^{-1} .Os valores médios do teor de neutrófilos dos animais do dia 0 ao dia 7th da colheita de sangue foram 40,50±0,28, 39,50±0,65, 39,75±0,48, 40,50±0,50, 39,75±0,47, 40,50±0,50, 41,00±0,70 e 41,25±0,70 %. Os valores médios do teor de linfócitos dos animais do dia 0 ao dia 7th da colheita de sangue foram 56,75±1,97, 55,25±1,89, 53,25±1,25, 54,00±1,58, 54,50±1,89, 56,25±1,25, 55,75±1,65 e 55,75±1,65 %. Os valores médios do teor de eosinófilos dos animais do dia 0 ao dia 7th da colheita de sangue foram 1,00±0,40, 1,00±0,40, 1,25±0,25, 1,00±0,40, 1,00±0,40, 1,25±0,25, 1,00±0,40 e 1,00±0,00%. Os valores médios do teor de monócitos dos animais do dia 0 ao dia 7th da colheita de sangue foram 0,75±0,25, 00,75±0,25, 01,00±0,00, 01,00±0,41, 01,00±0,40 1,25±0,25, 1,25±0,47 e 1,25±0,25 %. Os valores médios do teor de basófilos dos animais do dia 0 ao dia 7th da colheita de sangue foram 0,50±0,28, 0,50±0,28, 00,75±0,25, 00,75±0,25, 00,50±0,28, 00,50±0,28, 00,50±0,28 e 00,50±0,28 %. Os valores médios do teor de PCV dos animais do dia 0 ao dia 7th da colheita de sangue foram 31,75±1,18, 30,75±1,10, 31,00±0,41, 31,25±0,25, 31,75±0,25, 32,00±0,41, 32,00±0,40 e 31,50±0,28%. Todos os parâmetros hematológicos foram considerados não significativos em comparação com o dia 0 (sem administração de amicacina).

Tabela 39: **Concentração de albumina sérica de 0 a 7th dia após administração I/V repetida de amicacina em cabras saudáveis**

Dias	Animais de laboratório				
	G1	**G2**	**G3**	**G4**	**Média ± SE**
0	4.00	4.23	3.67	3.87	3.94±0.06
1	3.97	4.2	3.65	3.83	3.90±0.11
2	3.94	4.19	3.62	3.8	3.88±0.12
3	3.9	4.15	3.6	3.79	3.86±0.11
4	3.89	4.12	3.59	3.76	3.84±0.11
5	3.86	4.1	3.55	3.75	3.81±0.11
6	3.88	4.16	3.58	3.8	3.85±0.11
7	3.96	4.2	3.64	3.85	3.91±0.11

Tabela 40: **Concentração de globulina sérica de 0 a 7th dia após administração I/V repetida de amicacina em cabras saudáveis**

Dias	Animais de laboratório				
	G1	**G2**	**G3**	**G4**	**Média ± SE**

0	4.00	4.23	3.67	3.87	3.94 ±0.11
1	3.95	4.2	3.65	3.83	3.90±0.11
2	3.94	4.19	3.62	3.8	3.88±0.12
3	3.9	4.15	3.6	3.79	3.86±0.17
4	3.89	4.12	3.59	3.76	3.84±0.11
5	3.86	4.1	3.55	3.75	3.81±0.11
6	3.88	4.16	3.58	3.8	3.85±0.11
7	3.96	4.2	3.64	3.85	3.91±0.11

Tabela 41: Concentração total de proteínas séricas de 0 a 7th dia após administração I/V repetida de amicacina em cabras saudáveis

Dias	Animais de laboratório				
	G1	G2	G3	G4	Média ± SE
0	6.70	6.75	6.50	6.78	6.68±0.06
1	6.72	6.76	6.52	6.79	6.69±0.06
2	6.75	6.78	6.53	6.80	6.71±0.07
3	6.77	6.78	6.55	6.82	6.73±0.06
4	6.78	6.8	6.57	6.85	6.75±0.07
5	6.79	6.82	6.58	6.86	6.76±0.07
6	6.74	6.79	6.55	6.84	6.73±0.06
7	6.71	6.76	6.52	6.8	6.69±0.06

Tabela 42: Concentração sérica de BUN de 0 a 7th dia após administração I/V repetida de amicacina em cabras saudáveis

Dias	Animais de laboratório

	G1	G2	G3	G4	Média ± SE
0	18.5	18.00	19.00	19.50	18.75±0.32
1	19.22	20.00	18.48	19.50	19.30±0.31
2	20.42	23.23	18.88	21.32	20.96±0.90
3	20.55	23.03	19.11	21.75	21.17±0.88
4	20.58	23.3	19.11	21.75	21.40±0.72
5	20.66	23.54	20.21	21.56	21.49±0.73
6	20.68	23.56	19.23	21.58	21.26±0.90
7	20.54	23.48	19.10	21.23	21.08±0.91

Tabela 43: Concentração de creatinina sérica de 0 a 7th dia após administração I/V repetida de amicacina em cabras saudáveis

Dias	Animais de laboratório				
	G1	G2	G3	G4	Média ± SE
0	1.10	1.08	1.00	1.45	1.16±0.99
1	1.24	1.13	1.28	1.48	1.28±0.07
2	1.26	1.18	1.3	1.54	1.32±0.07
3	1.33	1.21	1.34	1.57	1.36±0.07
4	1.38	1.25	1.36	1.56	1.38±0.07
5	1.39	1.28	1.39	1.60	1.41±0.07
6	1.41	1.3	1.41	1.62	1.43±0.06
7	1.35	1.21	1.34	1.52	1.35±0.06

Tabela 44: Comparação dos parâmetros bioquímicos séricos I/V de 0 a 7th dia após a administração I/V repetida de amicacina para o estudo de segurança renal em cabras saudáveis

Parâmetro	0	1	2	3	4	5	6	7
Albumina (g.dl)$^{-1}$	3.94 ±0.12	3.90 ±0.11	3.88 ±0.12	3.86 ±0.11	3.84 ±0.11	3.81 ±0.11	3.85 ±0.11	3.91 ±0.11
Globulina (g.dl)$^{-1}$	3.94 ±0.12	3.90 ±0.11	3.88 ±0.12	3.86 ±0.11	3.84 ±0.11	3.81 ±0.11	3.85 ±0.11	3.91 ±0.11
Proteína total (mg.dl)$^{-1}$	6.68 ±0.06	6.69 ±0.06	6.71 ±0.06	6.73 ±0.06	6.75 ±0.06	6.76 ±0.06	6.73 ±0.06	6.69 ±0.06
BUN (g.dl)$^{-1}$	18.75 ±0.32[a]	19.30 ±0.31[ab]	20.96 ±0.90[ab]	21.17 ±0.88[ab]	21.40 ±0.72[b]	21.49 ±0.73[b]	21.26 ±0.90[b]	21.08 ±0.91[ab]
Creatinina (mg.dl)$^{-1}$	1.16 ±0.99[a]	1.28 ±0.07[ab]	1.32 ±0.07[ab]	1.36 ±0.07[ab]	1.38 ±0.06[ab]	1.41 ±0.06[b]	1.43 ±0.06[b]	1.35 ±0.06[ab]

Os valores são expressos como média ± SE de quatro animais em cada grupo.

Os valores com diferentes sobrescritos em letra minúscula diferem significativamente na linha, respetivamente (p<0,05).

A Tabela 44 revela que os valores médios do teor de albumina dos animais entre o dia 0 e o sétimo[th] dia de colheita de sangue foram de 3,94±0,12, 3,90±0,11, 3,88±0,12, 3,86±0,11, 3,84±0,11, 3,81±0,11, 3,85±0,11 e 3,91±0,11g/dl, respetivamente. Os valores médios do teor de creatinina dos animais do dia 0 ao dia 7th da colheita de sangue foram 1,16±0,99, 1,28±0,07, 1,32±0,07, 1,36±0,06, 1,38±0,06, 1,41±0,06, 1,43±0,06 e 1,35±0,06 mg/dl. Os valores médios do teor de proteínas totais dos animais do dia 0 ao dia 7th da colheita de sangue foram 6,68±0,06, 6,69±0,06, 6,71±0,06, 6,73±0,06, 6,75±0,06, 6,76±0,06, 6,73±0,06 e 6,69±0,06 g/dl. Os valores médios do teor de BUN dos animais do dia 0 ao dia 7th dia da colheita de sangue foram 18,75±0,32,19,30±0,31, 20,96±0,90, 21,17±0,88, 21,40±0,73, 21,49±0,73, 21,26±0,90 e 21,08±0,91 mg/dl. Os valores médios do teor de globulina dos animais do dia 0 ao dia 7th dia da colheita de sangue foram 3,94±0,12, 3,90±0,11, 3,88±0,12, 3,86±0,11, 3,84±0,16, 3,81±0,11, 3,85±0,11 e 03.Aumento significativo dos valores de creatinina e BUN, enquanto todos os parâmetros bioquímicos foram considerados não significativos em comparação com o dia 0 (sem administração de amicacina).

Tabela 45: Concentração de albumina sérica de 0 a 7th dia após administração repetida de amicacina por via intravenosa em cabras saudáveis

Dias	Animais de laboratório				
	G1	**G2**	**G3**	**G4**	**Média ± SE**
0	3.30	2.50	2.88	3.45	3.03±0.21
1	3.29	2.48	2.86	3.43	3.01±0.21
2	3.27	2.44	2.84	3.41	2.99±0.21
3	3.24	2.39	2.79	3.39	2.95±0.22
4	2.79	3.39	3.21	2.36	2.93±0.22
5	2.78	3.38	3.18	2.28	2.88±0.23
6	2.75	3.31	3.2	2.29	2.91±0.24
7	2.79	3.37	3.26	2.34	2.97±0.22

Tabela 46: Concentração de globulina sérica de 0 a 7th dia após administração repetida de amicacina por via intravenosa em cabras saudáveis

Dias	Animais de laboratório				
	G1	**G2**	**G3**	**G4**	**Média ± SE**
0	4.87	4.34	3.54	3.77	4.13±0.29
1	4.65	4.23	3.5	3.72	4.02±0.25
2	4.5	4.2	3.49	3.70	3.97±0.23
3	4.11	4.19	3.45	3.68	3.85±0.18
4	3.68	4.15	3.42	3.67	3.80±0.16
5	3.99	4.15	3.42	3.62	3.79±0.16
6	3.95	4.22	3.48	3.65	3.82±0.16
7	4.23	4.26	3.5	3.7	3.92±0.19

Tabela 47: Concentração total de proteínas séricas de 0 a 7th dia após a administração repetida de amicacina por via intravenosa em cabras saudáveis

Dias	Animais de laboratório				
	G1	G2	G3	G4	Média ± SE
0	6.70	6.75	6.50	6.78	6.68±0.06
1	6.72	6.76	6.52	6.79	6.69±0.06
2	6.75	6.78	6.53	6.80	6.71±0.07
3	6.77	6.78	6.55	6.82	6.73±0.06
4	6.78	6.8	6.57	6.85	6.75±0.07
5	6.79	6.82	6.58	6.86	6.76±0.07
6	6.74	6.79	6.55	6.84	6.73±0.06
7	6.71	6.76	6.52	6.8	6.69±0.06

Tabela 48: Concentração sérica de BUN de 0 a 7th dia após administração I/M repetida de amicacina em cabras saudáveis

Dias	Animais de laboratório				
	G1	G2	G3	G4	Média ± SE
0	19.88	19.00	20.00	19.00	19.47±0.27
1	19.09	24.28	21.12	21.17	21.61±0.93
2	20.51	24.37	21.22	21.25	21.83±0.85
3	20.95	24.67	21.23	21.27	22.03±0.88
4	20.97	24.69	21.26	21.56	22.12±0.86
5	20.99	24.10	21.3	21.92	22.22±0.84
6	20.78	24.68	21.25	21.85	22.14±0.87

| 7 | 20.65 | 24.53 | 21.21 | 21.71 | 22.02±0.86 |

Tabela 49: Concentração de creatinina sérica de 0 a 7th dia após administração repetida de amicacina por via intravenosa em cabras saudáveis

Dias	Animais de laboratório				
	G1	G2	G3	G4	Média ± SE
0	1.21	1.20	1.25	1.30	1.24±0.03
1	1.30	1.25	1.29	1.34	1.29±0.02
2	1.34	1.3	1.26	1.32	1.22±0.07
3	1.00	1.30	1.35	1.43	1.35±0.02
4	1.45	1.37	1.36	1.57	1.43±0.04
5	1.36	1.34	1.31	1.54	1.43±0.05
6	1.42	1.35	1.28	1.48	1.38±0.04
7	1.35	1.27	1.27	1.42	1.32±0.03

Quadro 50: Comparação dos parâmetros bioquímicos séricos de 0 a 7th dia após a administração repetida de amicacina por via intravenosa para o estudo da segurança renal em cabras saudáveis

Parâmetro	0	1	2	3	4	5	6	7
Albumina (g.dl)[-1]	3.03 ±0.21	3.01 ±0.21	2.99 ±0.21	2.95 ±0.22	2.93 ±0.22	2.88 ±0.23	2.91 ±0.24	2.97 ±0.22
Globulina (g.dl)[-1]	4.13 ±0.29	4.02 ±0.25	3.97 ±0.23	3.85 ±0.17	3.80 ±0.16	3.79 ±0.16	3.82 ±0.16	3.92 ±0.19
Proteína total (mg.dl)[-1]	6.68 ±0.06	6.69 ±0.06	6.71 ±0.06	6.73 ±0.06	6.75 ±0.06	6.76 ±0.06	6.73 ±0.06	6.69 ±0.06
BUN (g.dl)[-1]	19.47 ±0.27[a]	21.61 ±0.93[ab]	21.83 ±0.85[ab]	22.03 ±0.88[ab]	22.12 ±0.86[ab]	22.22 ±0.84[b]	22.14 ±0.87[ab]	22.02 ±0.86[ab]

Creatinina (mg.dl $)^{-1}$	1.24 ±0.02 [a]	1.29 ±0.02 [ab]	1.22 ±0.07 [a]	1.35 ±0.02 [ab]	1.43 ±0.04 [b]	1.43 ±0.05 [b]	1.38 ±0.04 [b]	1.32 ±0.03 [ab]

Os valores são expressos como média ± SE de quatro animais em cada grupo.

Os valores com diferentes sobrescritos em letra minúscula diferem significativamente na linha, respetivamente (p<0,05).

A tabela 50 revela que os valores médios do teor de albumina dos animais do dia 0 ao dia 7th de colheita de sangue foram 3,03±0,12, 3,01±0,21, 2,99±0,21, 2,95±0,22, 2,93±0,22, 2,88±0,23, 2,91±0,24 e 2,97±0,22g/dl, respetivamente. Os valores médios do teor de creatinina dos animais do dia 0 ao dia 7th dia da colheita de sangue foram 1,24±0,02, 1,29±0,02, 1,22±0,07, 1,35±0,02, 1,43±0,04, 1,43±0,05, 1,38±0,04 e 1,32±0,03 mg/dl. Os valores médios do teor de proteínas totais dos animais do dia 0 ao dia 7th da colheita de sangue foram 6,68±0,06, 06,69±0,06, 06,71±0,06, 6,73±0,06, 6,75±0,06, 6,76±0,06, 6,73±0,06 e 6,69±0,06g/dl. Os valores médios do teor de BUN dos animais do dia 0 ao dia 7th dia da colheita de sangue foram 19,47±0,27, 21,61±0,93, 21,83±0,85, 22,03±0,88, 22,12±0,86, 22,22±0,84, 22,14±0,87 e 22,02±0,86 mg/dl. Os valores médios do teor de globulina dos animais do dia 0 ao dia 7th dia da colheita de sangue foram 4,13±0,29, 4,02±0,25, 3,97±0,23, 3,85±0,17, 3,80±0,16, 3,79±0,16, 3,82±0,16 e 3.Aumento significativo dos valores de creatinina e BUN, enquanto todos os parâmetros bioquímicos foram considerados não significativos em comparação com o dia 0 (sem administração de amicacina).

Análise da urina:

A comparação da análise de urina da amicacina nos dias 0, 1st , 2nd , 3rd , 4th , 5th e 6th do estudo de segurança renal em cabras é apresentada nos quadros 75 e 76.

Exame físico na via I/M da urina em 0, 1st , 2nd , 3rd , 4th , 5th e 6th dia, a quantidade 30 ml, Cor Amarelo pálido de 0 dia a 5th dia cor amarela escura, Turbidez clara em 0 dia do primeiro dia ao sexto dia Turvo, Gravidade específica, 1.019±0.00, 1.020±0.00, 1.022±0.00, 1.025±0.00, 1.026±0.00, 1.026±0.00, 1.026±0.00, 1.026±0.00, 1.026±0.00, respetivamente, foram observados na tabela

Exame físico na via I/V da urina em 0, 1st, 2nd, 3rd, 4th, 5th e 6th dia, a quantidade 30 ml, Cor Amarelo pálido em 0 dia do primeiro ao sexto dia cor Amarelo escuro , Turbidez clara em 0 dia de 1st dia a 6th dia Turvo, Gravidade específica 1.019±0.00, 1.020±0.00, 1.022±0.00, 1.025±0.00, 1.026±0.00, 1.026±0.00, 1.026±0.00, respetivamente.

Durante o exame químico, a via I/M desde o dia 0, o pH era alcalino do primeiro ao sexto dia, o pH era ligeiramente ácido, a albumina era nula no dia 0, vestígios de 1st a 6th dia, o corpo cetónico era negativo, os sais biliares eram nulos e a hematúria era negativa.

Durante o exame químico I/V no dia 0 o pH era alcalino e do primeiro ao sexto dia o pH era ligeiramente ácido, a albumina era nula no dia 0, vestígios de 1st a 6th dia, o corpo cetónico era negativo, os sais biliares eram nulos, os pigmentos biliares eram nulos e a hematúria era negativa.

Durante o exame microscópico I/M rout, os valores médios do conteúdo de leucócitos nos animais de 0 a 6th dia foram 1,75±0,75, 3,0±1,08, 4,75±0,47, 5,25±0,47, 5,25±0,47, 5,50±0,28, 5.Os valores médios do conteúdo das células epiteliais nos animais de 0 a 6th dias foram, respetivamente, 0,50±0,28, 2,00±0,81, 3,00±0,40, 4,50±0,64, 6,0±0,91, 6,5±0,95, 6,5±0,95. Verificou-se que as hemácias, os cilindros, os cristais, as bactérias e o fosfato amorfo eram nulos na urina.

Durante o exame microscópico da via I/V, os valores médios do conteúdo de leucócitos nos animais de 0 a 6th dias foram 0,75±0,25, 2,75±0,47, 3,25±0,62, 4,75±0,47, 6,25±0,75, 6,75±1,10, 6,75±1,10 (hpf). Os valores médios do conteúdo das células epiteliais nos animais de 0 a 6th dias foram 0,75±0,25, 2,75±0,47, 3,25±0,62, 4,75±0,47, 6,25±0,75, 6,75±1,10 (hpf), respetivamente. Verificou-se que as hemácias, os cilindros, os cristais, as bactérias e o fosfato amorfo eram nulos na urina.

Observou-se um aumento significativo da gravidade específica, dos leucócitos e das células epiteliais de 0 a 6th dias de colheita de sangue após a administração de amicacina, em comparação com o dia 0 (sem administração de amicacina).

Tabela 51: Cor da urina de 0 a 6th dia após administração I/M repetida de amicacina em cabras saudáveis

Dia da colheita da amostra	Caprinos experimentais			
	G_1	G_2	G_3	G_4
0	Amarelo pálido	Amarelo pálido	Amarelo pálido	Amarelo pálido
1	Amarelo	Amarelo	Amarelo	Amarelo
2	Amarelo	Amarelo	Amarelo	Amarelo
3	Amarelo	Amarelo	Amarelo	Amarelo
4	Amarelo	Amarelo	Amarelo	Amarelo
5	Amarelo	Amarelo	Amarelo	Amarelo
6	Amarelo	Amarelo	Amarelo	Amarelo

Tabela 52: Cor da urina de 0 a 6th dia após administração repetida de amicacina em cabras saudáveis

Dia da colheita da amostra	Caprinos experimentais			
	G_1	G_2	G_3	G_4
0	Amarelo pálido	Amarelo pálido	Amarelo pálido	Amarelo pálido
1	Amarelo	Amarelo	Amarelo	Amarelo
2	Amarelo	Amarelo	Amarelo	Amarelo

3	Amarelo	Amarelo	Amarelo	Amarelo
4	Amarelo	Amarelo	Amarelo	Amarelo
5	Amarelo	Amarelo	Amarelo	Amarelo
6	Amarelo	Amarelo	Amarelo	Amarelo

Tabela 53: Turvação da urina de 0 a 6th dia após administração repetida de amicacina por via intravenosa em cabras saudáveis

Dia da colheita da amostra	Caprinos experimentais			
	G_1	G_2	G_3	G_4
0	Limpo	Limpo	Limpo	Limpo
1	Nublado	Nublado	Nublado	Nublado
2	Nublado	Nublado	Nublado	Nublado
3	Nublado	Nublado	Nublado	Nublado
4	Nublado	Nublado	Nublado	Nublado
5	Nublado	Nublado	Nublado	Nublado
6	Nublado	Nublado	Nublado	Nublado

Tabela 54: Turvação da urina de 0 a 6th dia após administração I/V repetida de amicacina em cabras saudáveis

Dia da colheita da amostra	Caprinos experimentais			
	G_1	G_2	G_3	G_4
0	Limpo	Limpo	Limpo	Limpo
1	Nublado	Nublado	Nublado	Nublado
2	Nublado	Nublado	Nublado	Nublado

3	Nublado	Nublado	Nublado	Nublado
4	Nublado	Nublado	Nublado	Nublado
5	Nublado	Nublado	Nublado	Nublado
6	Nublado	Nublado	Nublado	Nublado

Tabela 55: Gravidade específica da urina de 0 a 6th dia após administração I/M repetida de amicacina em cabras saudáveis

Dia da colheita da amostra	Caprinos experimentais			
	G_1	G_2	G_3	G_4
0	1.018	1.019	1.018	1.020
1	1.020	1.020	1.018	1.021
2	1.021	1.021	1.022	1.023
3	1.023	1.024	1.023	1.025
4	1.025	1.025	1.024	1.029
5	1.027	1.026	1.025	1.030
6	1.023	1.024	1.023	1.025

Tabela 56: Gravidade específica da urina de 0 a 6th dia após administração I/V repetida de amicacina em cabras saudáveis

Dia da colheita da amostra	Caprinos experimentais			
	G_1	G_2	G_3	G_4
0	1.019	1.018	1.018	1.021

1	1.021	1.020	1.018	1.023
2	1.021	1.023	1.022	1.025
3	1.024	1.024	1.025	1.028
4	1.026	1.025	1.027	1.029
5	1.027	1.026	1.025	1.029
6	1.024	1.024	1.025	1.028

Tabela 57:   pH da urina de 0 a 6th dia após administração I/M repetida de amicacina em cabras saudáveis

Dia da colheita da amostra	Caprinos experimentais			
	G_1	G_2	G_3	G_4
0	7.5	7.6	7.7	7.3
1	7.5	7.4	7.5	7.1
2	7.1	6.7	6.8	6.9
3	6.9	6.7	6.7	6.8
4	6.9	6.8	6.5	6.7
5	6.8	6.8	6.6	6.7
6	7.1	6.7	6.8	6.9

Tabela 58:   pH da urina de 0 a 6th dia após administração I/V repetida de amicacina em cabras saudáveis

Dia da colheita da amostra	Caprinos experimentais			
	G_1	G_2	G_3	G_4
0	7.5	7.6	7.7	7.3

1	7.5	7.4	7.5	7.1
2	7.1	6.7	6.8	6.9
3	6.9	6.7	6.7	6.8
4	6.9	6.8	6.5	6.7
5	6.8	6.8	6.6	6.7
6	6.8	6.8	6.6	6.7

Tabela 59: Presença de albumina na urina de 0 a 6th dia após a administração repetida I/M de amicacina em cabras saudáveis

Dia da colheita da amostra	Caprinos experimentais			
	G_1	G_2	G_3	G_4
0	-ive	-ive	-ive	-ive
1	+ive	+ive	+ive	+ive
2	+ive	+ive	+ive	+ive
3	+ive	+ive	+ive	+ive
4	+ive	+ive	+ive	+ive
5	+ive	+ive	+ive	+ive
6	+ive	+ive	+ive	+ive

Tabela 60: Presença de albumina na urina de 0 a 6th dia após a administração I/V repetida de amicacina em cabras saudáveis

	Caprinos experimentais

Dia da colheita da amostra	G_1	G_2	G_3	G_4
0	-ive	-ive	-ive	-ive
1	+ive	+ive	+ive	+ive
2	+ive	+ive	+ive	+ive
3	+ive	+ive	+ive	+ive
4	+ive	+ive	+ive	+ive
5	+ive	+ive	+ive	+ive
6	+ive	+ive	+ive	+ive

Tabela 61: Presença de corpos cetónicos na urina de 0 a 6th dia após administração repetida de amicacina por via intravenosa em cabras saudáveis

Dia da colheita da amostra	Caprinos experimentais			
	G_1	G_2	G_3	G_4
0	-ive	-ive	-ive	-ive
1	-ive	-ive	-ive	-ive
2	-ive	-ive	-ive	-ive
3	-ive	-ive	-ive	-ive
4	-ive	-ive	-ive	-ive
5	-ive	-ive	-ive	-ive
6	-ive	-ive	-ive	-ive

Tabela 62: Presença de corpos cetónicos na urina de 0 a 6th dia após a administração I/V repetida de amicacina em cabras saudáveis

Dia da colheita da amostra	Caprinos experimentais			
	G_1	G_2	G_3	G_4
0	-ive	-ive	-ive	-ive
1	-ive	-ive	-ive	-ive
2	-ive	-ive	-ive	-ive
3	-ive	-ive	-ive	-ive
4	-ive	-ive	-ive	-ive
5	-ive	-ive	-ive	-ive
6	-ive	-ive	-ive	-ive

Tabela 63: Presença de sais biliares na urina de 0 a 6th dia após a administração repetida de amicacina por via intravenosa em cabras saudáveis

Dia da colheita da amostra	Caprinos experimentais			
	G_1	G_2	G_3	G_4
0	-ive	-ive	-ive	-ive
1	-ive	-ive	-ive	-ive
2	-ive	-ive	-ive	-ive
3	-ive	-ive	-ive	-ive
4	-ive	-ive	-ive	-ive
5	-ive	-ive	-ive	-ive

| 6 | -ive | -ive | -ive | -ive |

Tabela 64: Presença de sais biliares na urina de 0 a 6th dia após administração I/V repetida de amicacina em cabras saudáveis

Dia da colheita da amostra	Caprinos experimentais			
	G_1	G_2	G_3	G_4
0	-ive	-ive	-ive	-ive
1	-ive	-ive	-ive	-ive
2	-ive	-ive	-ive	-ive
3	-ive	-ive	-ive	-ive
4	-ive	-ive	-ive	-ive
5	-ive	-ive	-ive	-ive
6	-ive	-ive	-ive	-ive

Tabela 65: Presença de R.B.C na urina de 0 a 6th dia após administração I/M repetida de amicacina em cabras saudáveis

Dia da colheita da amostra	Caprinos experimentais			
	G_1	G_2	G_3	G_4
0	-ive	-ive	-ive	-ive
1	-ive	-ive	-ive	-ive
2	-ive	-ive	-ive	-ive
3	-ive	-ive	-ive	-ive

4	-ive	-ive	-ive	-ive
5	-ive	-ive	-ive	-ive
6	-ive	-ive	-ive	-ive

Tabela 66: Presença de R.B.C na urina de 0 a 6th dia após administração I/V repetida de amicacina em cabras saudáveis

Dia da colheita da amostra	Caprinos experimentais			
	G_1	G_2	G_3	G_4
0	-ive	-ive	-ive	-ive
1	-ive	-ive	-ive	-ive
2	-ive	-ive	-ive	-ive
3	-ive	-ive	-ive	-ive
4	-ive	-ive	-ive	-ive
5	-ive	-ive	-ive	-ive
6	-ive	-ive	-ive	-ive

Tabela 67: Presença de células Pus na urina de 0 a 6th dia após administração I/M repetida de amicacina em cabras saudáveis

Dia da colheita da amostra	Caprinos experimentais			
	G_1	G_2	G_3	G_4
0	0	3	1	0
1	0	4	1	4
2	4	5	3	5

3	4.5	5	4	5
4	4.57	5.5	4.25	5.45
5	5	5.64	4.8	5.78
6	5	5.64	4.8	5.78

Tabela 68: Presença de células Pus na urina de 0 a 6th dia após administração I/V repetida de amicacina em cabras saudáveis

Dia da colheita da amostra	Caprinos experimentais			
	G_1	G_2	G_3	G_4
0	0	3	1	3
1	0	4	3	5
2	4	5.5	3.5	5
3	4.5	5.8	4	5.6
4	4.57	5.86	4.22	5.63
5	5	5.92	4.8	5.78
6	5	5.92	4.8	5.78

Tabela 69: Presença de Epitheliam na urina de 0 a 6th dia após a administração repetida de amicacina por via intravenosa em cabras saudáveis

Dia da colheita da amostra	Caprinos experimentais			
	G_1	G_2	G_3	G_4
0	1	0	0	1

1	2	4	0	2
2	3	4	3	2
3	3	6	5	4
4	5	8	7	4
5	6	8	8	4
6	6	8	8	4

Tabela 70: **Presença de epitélio na urina de 0 a 6th dia após a administração repetida I/V de amicacina em cabras saudáveis**

Dia da colheita da amostra	Caprinos experimentais			
	G_1	G_2	G_3	G_4
0	0	1	1	1
1	2	4	3	2
2	3	5	3	2
3	4	6	5	4
4	5	8	7	5
5	6	9	8	4
6	6	9	8	4

Tabela 71: **Presença de Caste na urina de 0 a 6th dia após administração repetida I/M de amicacina em cabras saudáveis**

	Caprinos experimentais

Dia da colheita da amostra	G$_1$	G$_2$	G$_3$	G$_4$
0	-ive	-ive	-ive	-ive
1	-ive	-ive	-ive	-ive
2	-ive	-ive	-ive	-ive
3	-ive	-ive	-ive	-ive
4	-ive	-ive	-ive	-ive
5	-ive	-ive	-ive	-ive
6	-ive	-ive	-ive	-ive

Tabela 72: Presença de Caste na urina de 0 a 6th dia após a administração I/V repetida de amicacina em cabras saudáveis

Dia da colheita da amostra	Caprinos experimentais			
	G$_1$	G$_2$	G$_3$	G$_4$
0	-ive	-ive	-ive	-ive
1	-ive	-ive	-ive	-ive
2	-ive	-ive	-ive	-ive
3	-ive	-ive	-ive	-ive
4	-ive	-ive	-ive	-ive
5	-ive	-ive	-ive	-ive
6	-ive	-ive	-ive	-ive

Tabela 73: Presença de cristais na urina de 0 a 6th dia após administração I/M repetida de amicacina em cabras saudáveis

Dia da colheita da amostra	Caprinos experimentais			
	G_1	G_2	G_3	G_4
0	-ive	-ive	-ive	-ive
1	-ive	-ive	-ive	-ive
2	-ive	-ive	-ive	-ive
3	-ive	-ive	-ive	-ive
4	-ive	-ive	-ive	-ive
5	-ive	-ive	-ive	-ive
6	-ive	-ive	-ive	-ive

Tabela 74: Presença de cristais na urina de 0 a 6th dia após a administração I/V repetida de amicacina em cabras saudáveis

Dia da colheita da amostra	Caprinos experimentais			
	G_1	G_2	G_3	G_4
0	-ive	-ive	-ive	-ive
1	-ive	-ive	-ive	-ive
2	-ive	-ive	-ive	-ive
3	-ive	-ive	-ive	-ive
4	-ive	-ive	-ive	-ive
5	-ive	-ive	-ive	-ive

6	-ive	-ive	-ive	-ive

Tabela 75: Comparação dos parâmetros de análise da urina nos dias 0 a 6th após a administração repetida de amicacina por via intravenosa para o estudo da segurança renal em cabras saudáveis

Parâmetros	0 dia	1st dia	2nd dia	3rd dia	4th dia	5th dia	6TH dia
Cor	Pálido amarelo	Escuro Amarelo	Escuro amarelo	Escuro amarelo	Escuro Amarelo	Escuro amarelo	Amarelo escuro
Turbidez	Limpo	Nublado	nublado	nublado	Nublado	Nublado	Nublado
Específico Gravidade	1.018 ± 0.0^a	1.019 ± 0.00^{ab}	1.021 ± 0.00^c	1.023 ± 0.00^c_d	1.025 ± 0.00^{de}	1.027 ± 0.00^e	1.027 ± 0.00^e
Célula epitelial	$0.50\pm0.28a$	$2,00\pm0,81ab$	$3,00\pm0,40b_c$	$4,50\pm0,64c_d$	$6.0\pm0.91d$	$6.5\pm0.95d$	$6.5\pm0.95d$
P.H.	$7.52\pm0.08b$	$7.37\pm0.09b$	$6.87\pm0.08a$	$6.77\pm0.04a$	$6.72\pm0.08a$	$6.72\pm0.047a$	$6.72\pm0.047a$
Sal biliar	-ive	-ive	-ive	-ive	-ive	-ive	-ive
Corpo Keton	-ive	-ive	-ive	-ive	-ive	-ive	-ive
Célula de pus	$1.0\pm0.70a$	$2.25\pm1.10a$	$4.25\pm0.47b$	$4.75\pm0.25b$	$5.25\pm0.47b$	$5.50\pm0.28b$	$5.50\pm0.28b$
Albumina	-ive	+ive	+ive	+ive	+ive	+ive	-ive
R.B.C	-ive	-ive	-ive	-ive	-ive	-ive	-ive
Casta	-ive	-ive	-ive	-ive	-ive	-ive	-ive
Cristal	-ive	-ive	-ive	-ive	-ive	-ive	-ive

Tabela 76: Comparação dos parâmetros de análise da urina nos dias 0 a 6th após a administração repetida de amicacina por via intravenosa para o estudo da segurança renal em cabras saudáveis

Parâmetros	0 dia	1st dia	2nd dia	3rd dia	4th dia	5th dia	6TH dia
Cor	Amarelo pálido	Amarelo escuro	Amarelo escuro	Amarelo escuro	Amarelo escuro	Amarelo escuro	Amarelo escuro
Turbidez	Limpo	Nublado	nublado	nublado	nublado	Nublado	Nublado
Específico Gravidade	1.019 ± 0.0^a	1.020 ± 0.0^{ab}	1.022 ± 0.0^{bc}	1.025 ± 0.0^d	1.026 ± 0.0^d	1.026 ± 0.0^d	1.026 ± 0.0^d
Célula epitelial	$0.75\pm0.25a$	$2.75\pm0.47b$	$3.25\pm0.62b$	$4,75\pm0,47bc$	$6.25\pm0.75c$	$6.75\pm1.10c$	$6.75\pm1.10c$

P.H.	7.52±0.08b	7.37±0.09b	6.87±0.08a	6.77±0.04a	6.72±0.08a	6.72±0.04a	6.72±0.04a
Sal biliar	-ive	-ive	-ive	-ive	-ive	-ive	-ive
Corpo Keton	-ive	-ive	-ive	-ive	-ive	-ive	-ive
Célula de pus	1.75±0.75a	3,0±1,08ab	4,75±0,47bc	5.25±0.47c	5.25±0.47c	5.50±0.28c	5.50±0.28c
Albumina	-ive	+ive	+ive	+ive	+ive	+ive	+ive
R.B.C	-ive	-ive	-ive	-ive	-ive	-ive	-ive
Casta	-ive	-ive	-ive	-ive	-ive	-ive	-ive
Cristal	-ive	-ive	-ive	-ive	-ive	-ive	-ive

Embora a gravidade específica da urina fosse mais elevada do que os valores de referência em cabras saudáveis no dia 6th após a primeira administração de amicacina, a ausência de alterações nas proteínas séricas totais determinadas no mesmo dia pode ser responsável pela eliminação diluída da urina. Embora o aumento das proteínas na urina evidencie um grau menor de lesão renal, estes resultados estão de acordo com a maior gravidade específica da urina. Assim, a proteinúria não foi considerada indicação de anormalidade da função renal. Em contraste, os valores anormais encontrados no dia 0 após a primeira administração de amicacina no BUN e na creatinina em cabras saudáveis podem estar relacionados com danos menores na função renal, porque o parâmetro indicador da função renal mais importante, como a albumina sérica, não é significativo no dia 1st a 5th após a primeira administração de amicacina. Estes resultados estão de acordo com o relatório de Albarellos *et al.* (2004).

5. RESUMO, CONCLUSÃO E SUGESTÕES PARA TRABALHOS FUTUROS

5.   1Resumo

Foi efectuado um estudo de farmacocinética e segurança renal da amicacina em doses múltiplas, uma vez por dia, em cabras saudáveis com peso entre 20-25 kg. As concentrações de amicacina no plasma sanguíneo foram estimadas por técnicas de ensaio microbiológico, tendo sido calculados vários parâmetros cinéticos utilizando modelos de compartimentos adequados (modelo aberto de dois compartimentos para a amicacina por via intravenosa e modelo aberto de um compartimento para a via intramuscular). Foram colhidas amostras de sangue em série nos dias 1st e 5th de tratamento e 1 e 6 h nos dias 2, 3 e 4. Foram feitas tentativas para calcular os regimes de dosagem racional de amicacina na primeira e na última dose, com base em dados cinéticos e na manutenção de concentrações terapêuticas no plasma. A avaliação da urinálise, da hematologia e da bioquímica sérica foi efectuada de 0 a 5th dias após a primeira administração de amicacina.

As principais conclusões do presente estudo são as seguintes:

1.   **estimativa das concentrações de amicacina no plasma e na urina em diferentes intervalos de tempo após administração intravenosa e intramuscular de doses múltiplas, uma vez por dia, respetivamente, em caprinos**

As concentrações plasmáticas comparativas de amicacina em cabras saudáveis após I/V são apresentadas no Quadro 01 e na Fig. 1. O fármaco foi detetável até 24 h. A concentração terapêutica mínima ($\geq 1.0\mu$ g/ml) de amicacina foi mantida até 12 h tanto em 1st como em 5th dia tabela 13 de administração de amicacina. Concentrações plasmáticas significativamente mais elevadas do fármaco apareceram a partir de 0,042, 0,50, 0,75, 1,0, 1,5, 2, 12, 24 h em 5th dias de administração de amicacina em comparação com 1st dia de administração de amicacina.

Concentrações plasmáticas (µg/ml) de amicacina para administração I/M Surgiram concentrações plasmáticas significativamente mais elevadas do fármaco de 0,083 a 24 h em 5th dias de administração de amicacina em comparação com 1st dia de administração de amicacina na tabela 16.

Após uma dose múltipla I/V diária de amicacina em cabras saudáveis, a concentração média na urina a 2,5 minutos foi de 1,47±0,16 µg/ml (1st dia) &1,92±0,01 µg/ml (5th dia) e a amicacina foi detectada até 24 horas com uma concentração plasmática média deµ g/ml (1st dia) 6.86±0,12&9,33±0,16 µg/ml (5th dia).A concentração significativamente mais elevada do fármaco na urina apareceu de 0,042, 0,083, 0,50, 0,75, 1,00 e 12 h no 5th dia de administração de amicacina ou em comparação com 1st dia de administração de amicacina na tabela 20.

Concentrações na urina (µg/ml) de amicacina para administração I/MA concentração na urina do fármaco foi significativamente mais elevada em 0,042, 0,083, 0,166, 0,50, 0,75, 1,00, 2,00, 6,00 e 12 h no 5th dia de administração de amicacina ou em comparação com 1st dia de administração de amicacina na tabela 20.

2. determinação dos parâmetros cinéticos e do regime de dosagem da amicacina na primeira e na última dose após administração intravenosa e intramuscular de doses múltiplas, uma vez por dia, respetivamente, em caprinos

Após a administração de doses múltiplas I/V uma vez por dia, observaram-se valores significativamente mais elevados da concentração extrapolada do fármaco no tempo zero durante o aumento significativo do valor das fases de eliminação (B), da área sob a curva (AUC), da área sob a curva do primeiro momento (AUMC) e da depuração corporal total (Cl$_B$) no dia 5th de administração de amicacina, em comparação com o dia 1st de administração de amicacina. Todos os outros parâmetros cinéticos diferem de forma não significativa entre 1st e 5th dias de administração de amicacina (Quadro 14).

A comparação dos regimes de dosagem calculados de amicacina para diferentes níveis terapêuticos (C_p^∞ min =0,5, 1,0, 1,5, 2,0 e 2,5μ g/ml) em intervalos de dosagem de 8 h (τ) foi apresentada na Tabela 15. Observou-se que os dados calculados para a dose de manutenção (D') e a dose de carga (D) eram significativamente mais baixos em 5th dias de administração de amicacina em comparação com 1st dia de Cp min 0,5 μg/ml.

A comparação dos regimes de dosagem calculados de amicacina para diferentes níveis terapêuticos (C_p^∞ min =0,5, 1,0, 1,5, 2,0 e 2,5μ g/ml) em intervalos de dosagem de 10 h (τ) foi apresentada na Tabela 15. Os dados calculados para a dose de manutenção (D') foram significativamente mais baixos em 5th dias de administração de amicacina em comparação com 1st dia de administração, exceto Cp min 0,5, 2,0, 2,5 μg/ml.

A comparação dos regimes de dosagem calculados de amicacina para diferentes níveis terapêuticos (C_p^∞ min =0,5, 1,0, 1,5, 2,0 e 2,5μ g/ml) em intervalos de dosagem de 12 horas (τ) foi apresentada na Tabela 15. Observou-se que os dados calculados para a dose de manutenção (D') e a dose de carga (D) eram significativamente mais baixos no 5.[oth] dia de administração de amicacina em comparação com o 1.[ost] dia, exceto para C_p min 1,0 μg/ml.

A comparação dos regimes de dosagem calculados de amicacina para diferentes níveis terapêuticos (C_p^∞ min =0,5, 1,0, 1,5, 2,0 e 2,5μ g/ml) em intervalos de dosagem de 16 horas (τ) foi apresentada no Quadro 15. Os dados calculados para a dose de manutenção (D') e a dose de carga (D) não foram significativos em 5th dias de administração de amicacina em comparação com 1st dia.

A comparação dos parâmetros cinéticos da amicacina após a administração I/M em cabras saudáveis. Os valores significativamente mais elevados do quadro 17 revelam a comparação dos parâmetros cinéticos da amicacina após a administração I/M em caprinos saudáveis. Observam-se valores significativamente mais elevados da constante da taxa de absorção (A'), da área sob a curva (AUC), da área sob a curva do primeiro momento (AUMC) e da concentração plasmática máxima (C_{max}), enquanto a depuração corporal total (Cl_B) é observada em 5th dias de administração de amicacina, em comparação com 1st dia de administração de amicacina. Todos os outros parâmetros cinéticos diferem de forma não significativa entre 1st e 5th dias de administração de amicacina.

A comparação dos regimes de dosagem calculados de amicacina para diferentes níveis terapêuticos (C_p^{∞} min=0,5, 1,0, 1,5, 2,0 e 2,5μ g/ml) em intervalos de dosagem de 8 h (τ) foi apresentada na Tabela 18. Os dados calculados para a dose de manutenção (D')e a dose de carga foram significativamente mais elevados no 1.^{oth} dia de administração de amicacina em comparação com o 5.^{oth} dia de administração de Cp min 0,5, 1,0, 1,5, 2,0, μg/ml de amicacina pela via I/M (Tabela 18).

A comparação dos regimes de dosagem calculados de amicacina para diferentes níveis terapêuticos (C_p^{∞} min=0,5, 1,0, 1,5, 2,0 e 2,5μ g/ml) em intervalos de dosagem de 10 h (τ) foi apresentada na Tabela 18. Os dados calculados para a dose de manutenção (D')e a dose de carga (D) foram significativamente mais baixos no 1.^{oth} dia de administração de amicacina em comparação com o 5.^{oth} dia de administração de Cp^{∞} min 0,5, 1,0, 1,5, 2,0, 2,5 μg/ml de amicacina para a via I/M (Tabela 18).

A comparação dos regimes de dosagem calculados de amicacina para diferentes níveis terapêuticos (C_p^{∞} min=0,5, 1,0, 1,5, 2,0 e 2,5μ g/ml) em intervalos de dosagem de 12 h (τ) foi apresentada na Tabela 18. Os dados calculados para a dose de manutenção (D')e a dose de carga (D) foram significativamente mais elevados no 1.^{oth} dia de administração de amicacina em comparação com o 5.^{oth} dia de administração de Cp min 0,5, 1,0, 1,5, 2,0, 2,5 μg/ml de amicacina pela via I/M (Tabela 18).

A comparação dos regimes de dosagem calculados de amicacina para diferentes níveis terapêuticos (C_p^{∞} min=0,5, 1,0, 1,5, 2,0 e 2,5μ g/ml) em intervalos de dosagem de 16 horas (τ) foi apresentada na Tabela 18. Os dados calculados para a dose de manutenção (D')e a dose de carga (D) foram significativamente mais elevados no 1.^{oth} dia de administração de amicacina em comparação com o 5.^{oth} dia de administração de Cp min 1,0, 1,5, 2,0, 2,5 μg/ml de amicacina pela via I/M (Tabela 18).

3. Avaliar a segurança renal da amicacina após administração intravenosa e intramuscular de doses múltiplas, uma vez por dia, respetivamente, em caprinos

Todos os parâmetros hematológicos foram considerados não significativos em comparação com o dia 0 (sem administração de amicacina).

Aumento significativo dos valores de creatinina e BUN, enquanto todos os parâmetros bioquímicos foram considerados não significativos em comparação com o dia 0 (sem administração de amicacina).

Observou-se um aumento significativo da gravidade específica, dos leucócitos e das células epiteliais de 0 a 6th dias de colheita de sangue após a administração de amicacina em comparação com o dia 0 (sem administração de amicacina).

5.2 Conclusão

1. Foram observadas concentrações plasmáticas e urinárias mais elevadas de amicacina em quase todos os intervalos de tempo no 5th dia de administração de amicacina em comparação com o 1st dia de administração de amicacina, tanto por via intravenosa como intramuscular.

2. Verificou-se que a semivida de absorção ($t_{1/2}$ Ka), a semivida de distribuição ($t_{1/2}$ α), a semivida biológica ($t_{1/2}$ β) e o volume de distribuição (Vd_{area}) não apresentavam diferenças significativas entre 1st e 5th dias de administração de amicacina.

3. Verificou-se que o principal parâmetro indicador da função renal, como a creatinina e o BUN, aumentou a partir do dia 0, ou seja, do controlo, o que indica danos nos rins.

4. Um regime de dosagem satisfatório de amicacina seria 9 mg/kg de peso vivo, seguido de 7 mg/kg e 5 mg/kg, seguido de 4 mg/kg de peso vivo, com intervalos de 12 horas, por via intravenosa e intramuscular, respetivamente, para o tratamento de infecções microbianas graves em caprinos.

5.3   Sugestões para trabalhos futuros

1.   os ensaios de medicamentos como a HPLC devem ser utilizados para estimar com exatidão as concentrações de amicacina em vários fluidos biológicos.

2.   A farmacocinética e o regime de dosagem da amicacina podem também ser investigados através das vias subcutânea e intramamária de administração do medicamento noutras espécies animais.

3.   São necessárias mais experiências a nível molecular para explorar o mecanismo celular exato da alteração da farmacocinética da amicacina em animais.

4.   o estudo farmacodinâmico destes medicamentos deve ser efectuado para integrar a atividade farmacocinética-farmacodinâmica em cabras saudáveis.

REFERÊNCIAS

Aboel-Sooud, K. (1999). Pharmacokinetics of amikacin in lactating goats (Farmacocinética da amicacina em cabras lactantes). *Journal of veterinary medicine*, **46**(4):239-246.

Aboubakr, M.,Elbadawy, M.,e Medhat, A. (2016). Farmacocinética, bioavilabilidade e resíduos teciduais de amicacina em frangos de corte. Revista mundial de farmácia e ciência farmacocinética.2016 Dez:6(1): 96-105.

Agrawal, A.K., Singh, S.D. e Jayachandran, C. (2001a). Pharmacokinetics of amikacin in goats after single intramuscular administration (Farmacocinética da amicacina em cabras após administração intramuscular única). Indian *Journal of Pharmacology*, **33**: 374-377.

Agrawal, A.K., Singh, S.D. e Jayachandran, C. (2001b). Effect of fever on pharmacokinetics and dosage regimen of intramuscularly administered amikacin in goats. *Journal of veterinary science*, **2**(2): 91-96.

Agrawal, A.K., Singh, S.D. e Jayachandran, C. (2002). Comparative pharmacokinetics and dosage regimen of amikacin in afebrile and febrile goats. *Indian Journal of Pharmacology*, **34**: 356-360.

Albarellos G, Montoya L, Ambros L, Kreil V, Hallu R, Rebuelto M (2004). Farmacocinética de doses múltiplas diárias e segurança renal da gentamicina em cães.Journal of Veterinary Pharmacology Therapeutice. 2004 Feb;27(1):21-5.

Alexander R, Grifiths J. *Basic biochemical methods*. 2 ed. New York: Wiley-Liss; 1993.

Arret, B., Johnoson D.P. e Kirshaum, A. (1971). Esboço de pormenores para o ensaio microbiológico de antibióticos. *Jornal de Ciências Farmacêuticas,* **49**: 34-38.

Baggot, J. D. (1977). Principles of pharmacokinetics. Principles of drug disposition in domestic animals, 1st edn, W.B. Saunders Co, Philadelphia, pp. 144-189.

Baggot, J.D., Ling, G.V. e Chatfield, R.C.(1985). Clinical pharmacokinetics of amikacin in dogs. *Animal Journal of Veterinary Research,* **46**(8): 1793-6.

Barrett KE, Barman SM. Ganong's review of medical physiology. 25ª ed. Nova Iorque, NY: McGraw-Hill Education; 2016.

Bhat, A.R. (2012). Estudos sobre a farmacocinética e a segurança renal da amicacina em vitelos de vaca. Tese apresentada a Madhya Pradesh Pashu Chikitsa Vishwa Vidhyalaya, Jabalpur.

Brown, M.P., Embertson, R.M., Gronwall,R.R.,Martinez,D.S.,Beal,C.I., Mayhew,H. e Curry,S.H.(1984). Amikacin sulphate in mares: Pharmacokinetics and body fluid and endometrial concentrations after repeated intramuscular administrationAnimal *Journal of Veterinary Research.*,**45**: 1610-3.

Brown, S.A.e Riviere, J.E. (1991). Comparative pharmacokinetics of aminoglycoside antibiotics. *Journal of Veterinary Pharmacology Therpeutics,***14**: 1-35.

Burrows, G.E., Barto, P.B. e Martin, B.(1987). Comparative pharmacokinetics of gentamicin, neomycin, and oxytetracycline in newborn calves.*Journal of Veterinary Pharmacology Therapeutice,***10**: 54-63.

Carli, S., Montesissa, C., Sonzogni, O., Madonna, M. e Said-Faqi, A. (1990). Farmacocinética comparativa do sulfato de amicacina em bezerros e ovelhas.*Research of Veterinary Science.,***48**(2): 231-234.

Choudhury, D.e Ahmed, Z.(1997). Nefrotoxicidade induzida por medicamentos. *Medical Clinics of North America,* **81**: 705-17.

Edson, R.S. e Terrell, C.L. (1991). The aminoglycosides. *Mayo Clinic Proceeding,* **66**:1158-64.

Edward, C.R. e Richard, V. (1993). Pharmacokinetic Properties of Gentamicin and Amikacin in the Cockatiel (Propriedades farmacocinéticas da gentamicina e da amicacina na calopsita). Avian Diseases,**37**(2): 628-634.

Fischbach, F.A. (2000) Manual of Laboratory and Diagnostic Tests. 6ª edição, Lippincott, Filadélfia.

Frazier, D.L., Dix, L.P., Bowman, K.F., Thompson, C. & Riviere, J.E. (1986) Increased gentamicin nephrotoxicity in normal and diseased dogs administered identical serum drug concentration profiles: increased sensitivity in subclinical renal dysfunction. *The Journal of Pharmacology and Experimental Therapeutics,* **239**, 946-951.

Gangadharam, P.R.J. e Candler, E.R. 1977. Atividade antimicobacteriana in vitro de alguns novos antibióticos aminoglicosídeos. Tubercle. 58 : 35-38.

Garneau-Tsodikova, S.e Labby, K.J.(2016). Mecanismos de resistência aos antibióticos aminoglicosídeos: Overview and perspectives. *Medicinal chemistry communications,***7**:11-27.

Grauer, G.F., Greco, D.S., Behrend, E.B., Fettman, M.J., Jaenke, R.S. & Allen, T.A. (1994) Effects of dietary protein conditioning on gentamicin-induced nephrotoxicosis in healthy male dogs. *American Journal of Veterinary Research,* **55**, 90-97.

Gronwall, R., Brown, M.P.e Clubb, S.(1989). Pharmacokinetics of amikacin in African gray parrots. *Animal Journal of Veterinary Research,* **50**(2): 250-2.

Hanessian, S. e Patil, G. (1978). Antibióticos aminoglicosídeos - Um método para N-acilação selectiva baseado na proteção temporária de funções de aminoálcool como quelatos de cobre. *Tetrahedron Letters,* **19**:1035-1038.

Haritova, A. (2004). Farmacocinética da amicacina em ovelhas lactantes.*Journal of Veterinary Research Communication,* **28**(5): 429 - 35.

Houghton, J.L., Green, K.D., Chen, W. e Garneau-Tsodikova, S. (2010). O futuro dos aminoglicosídeos: O fim ou o renascimento? *Biologia Química e Química Biológica,* **11**:880-902.

Huber, G. W. (1984). Aminoglicosídeos, macrólidos, lincosamidas, polimixinas, cloranfenicol e outros agentes antibacterianos. Em: N.H. Booth e L.E. McDonald (Eds.). *John's VeterinaryPharmacology and Therapeutics,* pp 748-771.

Hughes, K.M., Johnson, P.N., Anderson, M.P., Sekar, K.C., Welliver, R.C. e Miller, J.L. (2017). Comparação da farmacocinética da amicacina em neonatos após a implementação de um novo protocolo de dosagem. *Journal Pediatric Pharmacology Therpeutics,* **22**: 33-40.

Jenkins, A., Thomson, A.H., Brown, N.M., Semple, Y., Sluman, C. e MacGowan, A. Lovering, A.M. e Wiffen, P.J.(2016). Uso de amicacina e monitorização terapêutica de medicamentos em adultos: Os regimes de dose e as exposições ao medicamento afectam os resultados ou os acontecimentos adversos? Uma revisão sistemática. *Journal of Antimicrobial Chemotherapysuppl,* **71**: 2754-2759.

Jernigan, A.D., R.C. Wilson e R.C. Hatch (1988). Pharmacokinetics of Amikacin in cats. *Animal Journal of Veterinary Research,* **49**:355-358.

Kathryn, C.G., James, M.J.,Dawn, M.B.,Heatley,J.J.e Kelly,E.H. (1995). Pharmacokinetics of Amikacin in Scimitar-Horned Oryx (Oryx dammah) from a Single Intravenous Dose. *Journal of Zoo and Wildlife Medicine,* **26**(3): 359-366.

Kawaguchi, H., Naito, T., Nakagawa, S.e Fujisawa, K.I. (1972). BB-K8, um novo antibiótico aminoglicosídeo semissintético.*Journal ofAntibiotics & chemotherapy,* **25**:695-708.

Kotra, L.P., Haddad J., Mobashery S . 2000 .Aminoglicosídeos: perspectivas sobre mecanismos de ação e resistência e estratégias para combater a resistência .Antimicrob agent chemotherapy 44 :3240 -3256.

Kukanich, B. e J. F. Coetzee (2007) Comparative pharmacokinetics of amikacin in Greyhound and Beagle dogs. *Journal of Veterinary Pharmacology and Therapeutics,* **31**(2): 102-107.

Kume, B.B. e Garg, R.G. (1986). Pharmacokinetics and bioavailability of chloramphenicol in normal and febrile goats. *Journal of Veterinary Pharmacology Therpeutics,* **9**: 254 - 263.

Leroy, A.G. Humbert, G. Oksenhendler e Fillastre, J.P. (1978). Pharmacokinetis of aminoglycosides in subjects with normal and impaired renal function. *Antibiotic chemother,* **25**:163-180.

Lortholary, O., Tod, M., Cohen, Yand. e Petitjean, O. (1995). Aminoglicosídeos. *Medical Clinics North America.***79**:761-87.

Mahmood, A., Karamat, K.A. e Butt, T. (2002). Neonatal sepsis: High antibiotic resistance of the bacterial pathogens in a neonatal intensive care unit in Karachi. *Journal of Pakistan Medical Association,***52**: 348-350.

Malinin, V., Neville, M., Eagle, G., Gupta, R. e Perkins, W.R.(2016). Deposição pulmonar e eliminação de amicacina lipossomal para inalação e efeito na função macrofágica após administração em ratos. *Agentes antimicrobianos e quimioterapia,* **60**: 6540-6549.

Marsot, A., Guilhaumou, R., Riff, C. e Blin, O. (2017). Amicacina em pacientes criticamente enfermos: Uma revisão dos estudos farmacocinéticos populacionais. *Farmacocinética Clínica,* **56**:127-138.

McClure, J.T. e Rosin, E. (1998). Comparação de regimes de dosagem de amicacina em cobaias neutropénicas com infeção por *Escherichia coli. Animal Journal Veterinary Research,***59**(6): 750-5.

Montie, T. e Patamasucon, P.(1995). Aminoglicosídeos: O complexo problema dos mecanismos antibióticos e das aplicações clínicas. Jornal Europeu de Microbiologia Clínica e Doenças Infecciosas , **14**:85-7.

Naseem, S., Sultana, M., Raina, R., Pankaj, N.K., Verma, P.K., Nasir, N.A., Ahanger, A.A., Rahman, S. e Prawez, S.(2011). Pharmacokinetics of amikacin in plasma of healthy goats after intravenous injection once daily for three days (Farmacocinética da amicacina no plasma de cabras saudáveis após injeção intravenosa uma vez por dia durante três dias). *Jornal Coreano de Investigação Veterinária*, **51**(4): 253-257.

Orsini, J.A., Soma, L.R., Rourke, J.E. e Park, M. (1985). Pharmacokinetics of amikacin in the horse following intravenous and intræmuscular administration (Farmacocinética da amicacina no cavalo após administração intravenosa e intramuscular). *Journal ofVeterinary Pharmacology Therapeutics,***8**(2), 194-201.

Pacifici, G. e Marchini, G.(2017). Farmacocinética clínica da amicacina em neonatos. *International Journal of Pediatric,***5**: 4407-4428.

Parikshit, R., Dahikar, N. e Sahni, Y.P. (2013). Efeito de *Withania somnifera* (Ashwagandha) na farmacocinética da amicacina: A Future Antimicrobial Polypharmacy. Jornal de Metabolismo e Toxicologia de Drogas, **4**(1):1-4.

Paul, B. M., Jeanette W. e Gary D. O. (1971). Ensaio microbiológico rápido e específico para a amicacina (BB-K8). Antimicrob Agents Chemother. 6(4): 498-500.

Pinto, N., Schumacher, J., Taintor, J., Degraves, F., Duran, S. e Boothe, D. (2011). Pharmacokinetics of amikacin in plasma and selected body fluids of healthy horses after a single intravenous dose. *Equine Veterinary Journal,* **43**(1): 112-116.

Ristuccia, A.M. e Cunha, B.A.(1985). Uma visão geral da amicacina. *Therapeutic Drug Monitoring,* **7**:12-25.

Rivers, B.J., Walter, P.A., O'Brien, T.D., King, V.L. & Polzin, D.J. (1996)Avaliação da relação entre a gama-glutamil transpeptidase e a creatinina na urina como instrumento de diagnóstico num modelo experimental de insuficiência renal aguda induzida por aminoglicosídeos no cão. Journal of the American AnimalHospital Association, 32, 323-336.

Saini, S.P.S. e Srivastava, A.K.(1998). The disposition kinetics, urinary excretion and dosage regimen of amikacin in cross-bred bovine calves. *Veterinary Research Communication,* **22**(1): 59-65.

Sams, R. 1978. Considerações farmacocinéticas e metabólicas que se aplicam à farmacologia clínica. Em: J.D. Powers e T.E. Powers (Eds). Procedimentos do segundo simpósio de farmacologia equina da Associação Americana de Equinos. Colorado. 120-129.

Schalm, O.W. (1967). Veterinary Haematology. (2nd edn.), Lea and Febiger, Philadelphia, USA.

Shaffer, J. M., Kucera, C.J. e Spink, W.W. (1953). A proteção da Brucella intracelular contra agentes terapêuticos e a ação bactericida do soro. *Journal of. Experiment. Medicine,* **97**: 77-90.

Shaw, K.J., Rather, P.N., Hare, R.S. e Miller, G.H. (1993). Genética molecular dos genes de resistência aos aminoglicosídeos e relações familiares das enzimas modificadoras de aminoglicosídeos. *Microbiological Reviews,***57**:138-163.

Shille, V.M., Brown, M.P., Gronwall,R. e Hock, H. (1985). Amikacin sulfate in the cat: serum, urine and uterine tissue concentrations. Theriogenology, **23**(5): 829-839.

Siddiqi, A., Khan, D.A., Khan, F.A. e Razzaq, A. (2009). Therapeutic drug monitoring of amikacin in preterm and term infants (Monitorização terapêutica da amicacina em bebés prematuros e de termo). *Jornal Médico de Singapura*, **50**: 486-489.

Siddiqi, A., Khan, D.A., Khan, F.A.e Razzaq, A.(2009). Therapeutic drug monitoring of amikacin in preterm and term infants (Monitorização terapêutica da amicacina em bebés prematuros e de termo). *Jornal Médico de Singapura*, **50**: 486-489.

Sumano, H., Gutierrez, L., Velazquez, C. e Hayashida, S. (2005). Farmacocinética e toxicidade renal de três doses diárias de amicacina em vacas. *Ata Veterinaria Hungarica,***53** (2):231-240.

Susan, L.R. (1984).Os antibióticos aminoglicosídeos.Antimicrobics Newsletter,**1**(7): 51-56.

Suter, E. (1952). Multiplicação de bacilos da tuberculose em fagócitos cultivados in vitro e efeito da estreptomicina e da hidrazida de ácido isonicotínico. *American Review TuberculosisPulmonaryDisease,* **65**: 775- 776.

Tamma, P.D., Cosgrove, S.E. e Maragakis, L.L.(2012). Terapia combinada para o tratamento de infecções com bactérias gram-negativas. *ClinicalMicrobiologyReviews,***25**:450-470.

Tran, B., Huy, P. e Deffrennes, D. (1988). Toxicidade dos aminoglicosídeos: Influência do regime de dosagem na absorção do fármaco e correlação entre a ligação à membrana e algumas caraterísticas clínicas. *Ata Oto-laryngologica [Stockh],***105**:511-15.

Tsimogianni, A., Alexandropoulos, P., Chantziara, V., Vassi, A., Micha, G., Lagiou, F., Chinou, E., Michaloudis, G. e Georgiou, S.(2017). Administração intratecal ou intraventricular de colistina, vancomicina e amicacina para infecções do sistema nervoso central em pacientes neurocirúrgicos em uma unidade de terapia intensiva. *Jornal Internacional de Agentes Antimicrobianos,* **49**: 389-390.

Tulkens, P.M.(1991). Avaliação farmacocinética e toxicológica de um regime de uma vez por dia versus esquemas convencionais de netilmicina e amicacina. *Journal of Antimicrobial agent &Chemotherapy,***27** (Suppl. C): 49-61.

Uppal, R.P., Verma, S.P., Verma, V. e Garg, S.K. (1997). Comparativepharmacokinetics of amikacin following a single intramuscular or subcutaneous administration in goats (Capra hircus).*Veterinary Research,* **28**(6):565-570.

Uppal, R.P., Verma, S.P., Roy, R.K. e Garg, S.K. (1992). Pharmacokinetics of amikacin sulphate in goats. *Indian Journal of Pharmacology,***24**(2): 123-125.

Vakulenko, S.B. e Mobashery, S.(2003). Versatilidade dos aminoglicosídeos e perspectivas para o seu futuro. *Clinical Microbiological Reviews,***16:***430-450.*

Wasfi, I.A., Abdel Hadi, A.A.,Bashir, A.K.,Alhadrami,G.A. e Tanira,M.O.M. (1999). Pharmacokinetics of amikacin in the camel. *Journal of Veterinary Pharmacology Therpeutics,* **22**:62-4.

Witchel, M.G., Breuhaus,B.A. e Aucoin,D. (1992).Relação entre a farmacocinética do sulfato de amicacina e a pontuação de sepsia em potros neonatais clinicamente normais e hospitalizados. *Jornal da Associação Americana de Medicina Veterinária,* **200**: 1339-1343.

Xiong, Y., Caillon, J., Kergueris, M.F., et al.(1997). Resistência adaptativa de Pseudomonas aeruginosa induzida por aminoglicosídeos e killingkinetics num modelo de endocardite de coelho. *Antimicrobial Agents Chemotherapy,* **41**(4): 823-6.

Xiong, Y.Q., Kupferwasser, L.I., Zack, P.M. e Bayer, A.S.(1993). Eficácia comparativa da amicacina lipossómica (MiKasome) mais oxacilina versus amicacina convencional mais oxacilina na endocardite experimental induzida por *Staphylococcus aureus*: Análises microbiológica e ecocardiográfica. *Antimicrobial Agents of Chemotherapy,***43**:1737-1742.

Yagi, K., Ishii, M., Namkoong, H., Asami, T., Iketani, O., Asakura, T., Suzuki, S., Sugiura, H., Yamada, Y. e Nishimura,T.(2017). A eficácia, segurança e viabilidade da amicacina inalada para o tratamento de doenças pulmonares micobacterianas não tuberculosas difíceis de tratar. *BMC Infectious Diseases,* **17**:558.

Yao, J. e Moellering, R. (2007). Agentes antibacterianos. In Manual of Clinical Microbiology; Murray, P., Baron, E., Jorgensen, J., Landry, M., Pfaller, M., Eds.; American Society for Microbiology Press: Washington, DC, EUA, Volume 1, pp. 1077-1113.

Zhou, R.H., Kimiko,T. e Shigeyuki,N. (1997). Efeitos do alojamento de isolamento e do momento da administração do medicamento na cinética da amicacina em ratos.*Ata Pharmacologica Sinica.,***18**(4): 303 - 5.

APÊNDICE

Definição dos parâmetros farmacocinéticos

Parâmetro	Unidade	Definição
$C_p^{\,o}$	$\mu g.ml^{-1}$	Concentração plasmática do fármaco imediatamente após a injeção intravenosa de uma dose única
A	$\mu g.ml^{-1}$	Concentração plasmática do fármaco no tempo zero interceção da linha de regressão da fase de distribuição
α	h^{-1}	Constante da taxa de distribuição global
$t_{\frac{1}{2}\alpha}$	h	Meia-vida de distribuição
$A^{/}$	$\mu g.ml^{-1}$	Concentração plasmática do fármaco no tempo zero interceção da linha de regressão da fase de absorção
Ka	h^{-1}	Constante de velocidade de absorção global
$t_{\frac{1}{2}Ka}$	h	Meia-vida de absorção
B	$\mu g.ml^{-1}$	Concentração plasmática do fármaco no tempo zero interceção da linha de regressão da fase de eliminação
β	h^{-1}	Constante global da taxa de eliminação
$t_{1/2\beta}$	h	Meia-vida de eliminação
K_{12}	h^{-1}	A taxa de transferência do fármaco do compartimento central (sangue) para o compartimento periférico (tecido)
K_{21}	h^{-1}	A taxa de transferência do fármaco do compartimento periférico para o compartimento central
K_{el}	h^{-1}	A constante de velocidade de eliminação de primeira ordem do compartimento central
AUC	$\mu g.ml^{-1}.h$	(Área sob a curva), área total do corpo que se encontra sob a curva de concentração plasmática do fármaco
AUMC	$\mu g.ml^{-1}.h^2$	Área sob o primeiro momento da curva plasma-tempo de concentração do fármaco
MRT	h	Tempo médio de permanência
F	%	Percentagem de fármaco disponível no compartimento central após administração extravascular
Vd_{area}	$L.kg^{-1}$	Vd, com base na área total sob a curva de concentração plasmática do fármaco
Cl_B	$L.kg^{-1}.h^{-1}$	A depuração corporal total do fármaco
C_{max}	$\mu g.ml^{-1}$	Concentração plasmática máxima

t_{max}	h	Tempo necessário para atingir o nível plasmático máximo
td	h	Duração total do efeito farmacológico
$D^{/}$	$mg.kg^{-1}$	Dose de manutenção
D	$mg.kg^{-1}$	Dose de preparação

ÍNDICE DE CONTEÚDOS

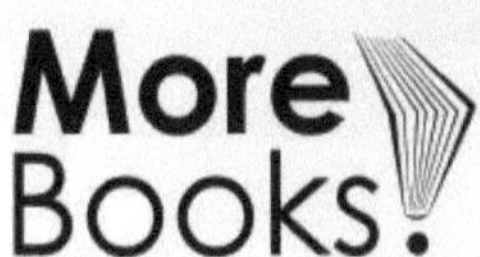
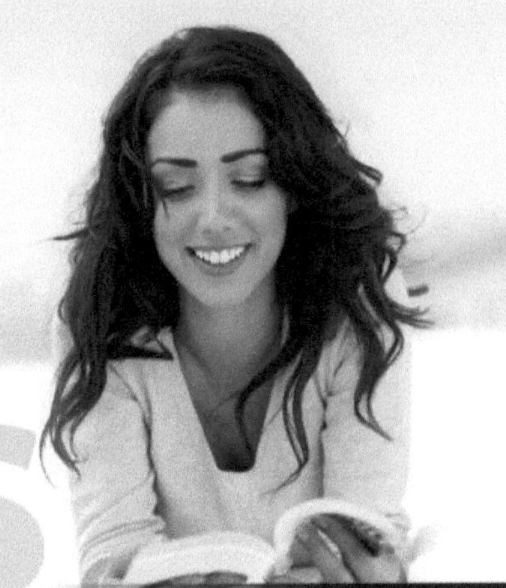

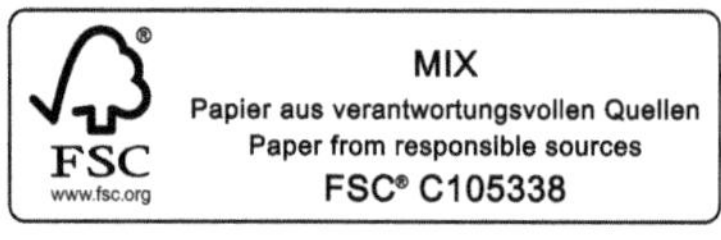

Printed by Books on Demand GmbH, Norderstedt / Germany